DAX

SES EAUX — SES BOUES

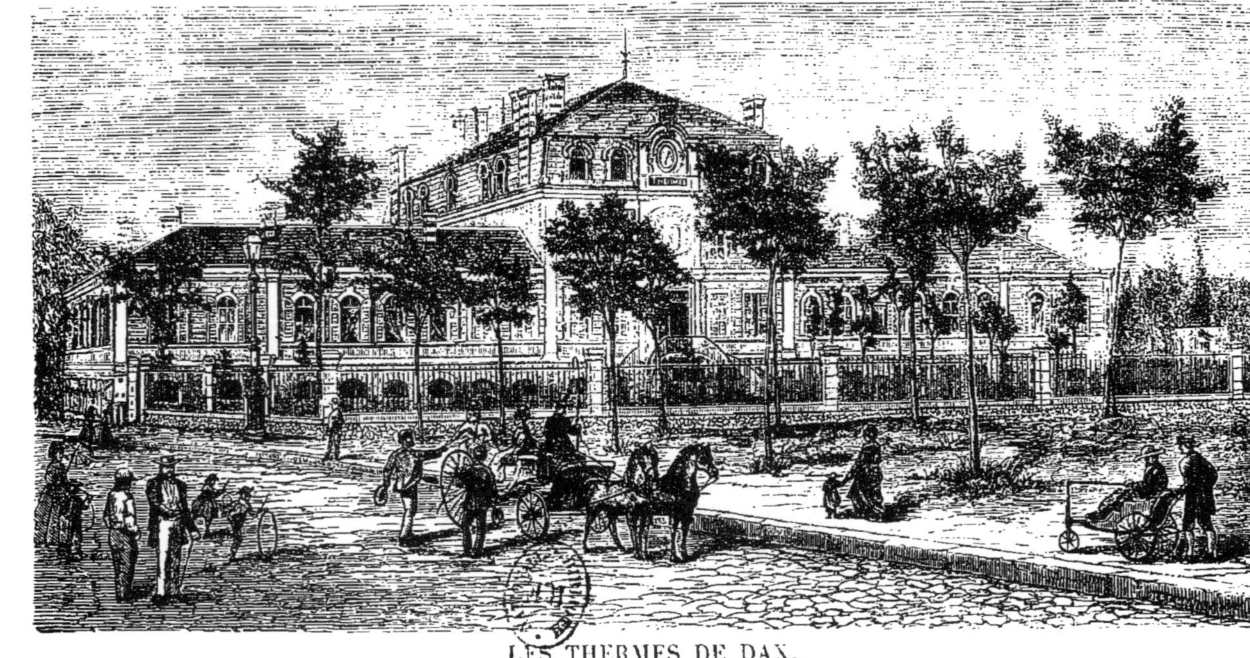

LES THERMES DE DAX.

DAX

SES EAUX — SES BOUES

PREMIER COMPTE RENDU CLINIQUE

DES THERMES DE DAX (LANDES)

POUR LE 2e SEMESTRE DE L'ANNÉE 1871

PAR MM. LES FONDATEURS

D. DELMAS

Inspecteur du service hydrothérapique
de l'hôpital Saint-André,
et médecin inspecteur de l'établissement
hydrothérapique de Longchamps
à Bordeaux.

L. LARAUZA

Ancien membre du Conseil général
de la Gironde,
Ancien interne des hôpitaux de Bordeaux,
Médecin en chef des thermes de Dax.

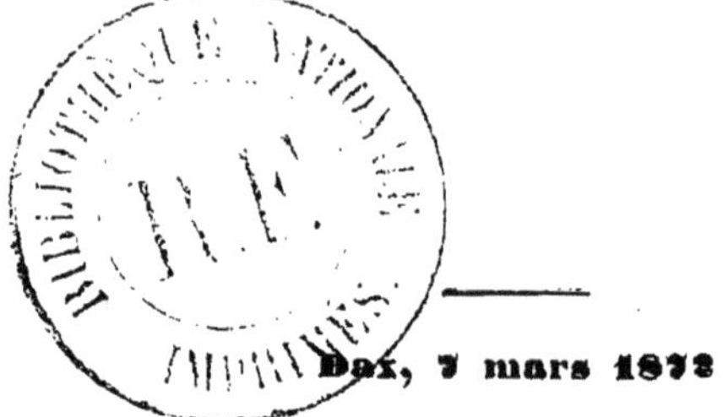

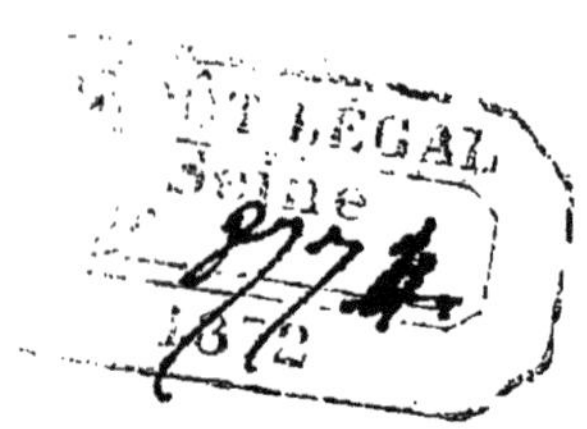

Dax, 7 mars 1872

PARIS

IMPRIMERIE DE E. MARTINET

RUE MIGNON, 2

1872

Des circonstances particulières ayant retardé l'impression du Mémoire présenté par nous à la Société d'hydrologie médicale de Paris, sur DAX, *ses eaux, ses boues, premier compte rendu clinique des* THERMES DE DAX (*Landes*), 2e semestre 1871, nous regardons comme un devoir l'obligation de le faire précéder du Rapport présenté sur cette œuvre à la Société d'hydrologie, par M. le docteur LE BRET, chevalier de la Légion d'honneur, médecin inspecteur honoraire des eaux de Baréges, etc., au nom d'une commission composée de MM. BONNEJOY, BOTTENTUIT, LEUDET et ROTUREAU.

Nous ne le ferons suivre d'aucune réflexion, désireux que nous sommes de laisser le lecteur sous l'impression la plus absolue d'un jugement dont l'autorité ne peut être contestée et dont l'impartialité est connue.

P. DELMAS, L. LARAUZA.

Thermes de Dax, 22 octobre 1872.

RAPPORT

DE M. LE DOCTEUR LE BRET

Lu dans la séance de la Société d'hydrologie, le 8 avril 1872

MESSIEURS,

J'ai l'honneur de vous soumettre, au nom de la commission désignée à cet effet, un rapport sur deux mémoires manuscrits, adressés à la Société par MM. les docteurs Delmas et Larauza.

M. Delmas, inspecteur du service hydrothérapique de l'hôpital Saint-André et directeur de l'établissement de Longchamps, à Bordeaux, appartient à notre Société comme membre correspondant national.

M. Larauza, ancien interne des hôpitaux de Bordeaux, ancien membre du Conseil général de la Gironde, médecin en chef des thermes de Dax, sollicite de votre bienveillance le titre de membre correspondant.

Le premier des mémoires auxquels ces honorables confrères ont collaboré, a pour objet le nouvel établissement thermal de Dax, dans le département des Landes. Il est destiné à nous faire connaître une création nouvelle, très-digne d'intérêt, tant au point de vue de l'installation, à laquelle les auteurs ont donné tous leurs soins, qu'eu égard à l'importance des résultats pratiques qu'on est en droit d'attendre d'une administration intelligente et sérieuse des eaux et des boues minérales de cette station.

Un membre de la commission, M. Rotureau, avait déjà, dans son ouvrage sur les eaux minérales de l'Europe, exprimé des regrets très-justifiés sur l'abandon, par suite d'incurie inexplicable, des abondantes sources de Dax, où la domination romaine avait exploité des thermes renommés, sous le nom d'*Aquæ tarbellicæ*. On pouvait s'étonner avec lui que les habitants de la localité ou des environs fréquentassent seuls à peu près cette magnifique *fontaine d'eau chaude*, formant un bassin naturel à découvert, vaste et inépuisable, au centre de la ville, sans compter les sources et les dépôts de boues qui la complètent dans le voisinage de l'Adour. Ajoutons à de pareils avantages ceux d'un climat exceptionnellement doux, et qui semblait désigner la contrée où jaillissent ces eaux à la destination d'une station d'hiver, émule à certains points de vue de celles d'Amélie et du Vernet, dans la région pyrénéenne.

La réalisation de ces expériences est due à l'initiative et aux efforts exclusifs des deux médecins, auteurs du Mémoire; elle est complète, et l'établissement fonctionne sous la direction de M. Larauza, médecin en chef. On peut dire que nous possédons à Dax des thermes capables de rivaliser avec certains bains célèbres en Allemagne; il suffit d'énoncer ici sommairement les conditions que réunit cet établissement, pour lui concilier l'intérêt de la Société d'hydrologie, comme il est appelé à mériter celui du public médical et des malades.

La station de Dax dispose de deux agents thérapeutiques pour le traitement des maladies qui s'y présentent, des eaux et des boues, également minéralisées et thermales. Ces eaux ont une température de près de 60 degrés centigrades, et la proportion de sulfates de soude et de chaux qu'y démontre l'analyse chimique, les classe parmi les sulfatées mixtes; le débit des sources utilisées par les nouveaux thermes s'élève à 500 000 litres dans les vingt-quatre heures, et pourrait être accru très-facilement. Les boues, composées de limon végéto-minéral, constituent un mode de médication qui se recommande à l'attention des praticiens, et n'avait pas encore été développé, en France, sur une pareille échelle.

Les thermes qu'ont fondés MM. Delmas et Larauza couvrent un espace de 1400 mètres environ. Nous n'entrerons pas dans la description circonstanciée de leur installation. Le rapporteur de notre commission a pu apprécier par lui-même, lors de l'ouverture de cet établissement, avec quelle méthode et quelle entente des progrès modernes il est organisé. On y trouve des bains d'eaux minérales, des piscines pour l'emploi des boues, des salles d'application locale de ces mêmes boues, des étuves variées, tous les appareils de douches actuellement en vigueur, des locaux pour la sudation et le massage, une salle de humage et d'applications localisées de la vapeur naturelle d'eau minérale, une grande piscine à eau minérale courante, et tous les aménagements accessoires d'un établissement thermal. Un service analogue est spécialement affecté aux malades indigents, dans d'excellentes conditions. Ce qui caractérise l'installation de ces thermes, c'est que toutes les pièces qui les desservent, situées sur un même plan en sous-sol donnent sur une vaste galerie vitrée, à forme rectangulaire, large de 2 mètres et d'un parcours de 143 mètres, faisant tout le tour de l'édifice. Cette galerie, où une moyenne température de 15 à 18 degrés au minimum a régné en hiver, permet aux malades d'opérer leur réaction ou de perdre tranquillement leur chaleur, quand ils ont été soumis à l'action sudorifique. Il n'est pas besoin d'insister sur l'avantage de pareilles ressources, au point de vue des résultats du traitement. Les médecins fondateurs de cet établissement ont procédé par eux-mêmes à la mise en œuvre de toutes ces appropriations, et la Société voudra bien remarquer avec nous que, pour la première fois, en France du moins, l'élément médical préside exclusivement à l'exploitation d'une eau minérale.

MM. Delmas et Larauza développent, dans leur Mémoire, un tableau très-intéressant et très-instructif de tout ce service, auquel même ils viennent d'ajouter l'emploi méthodique des eaux mères, qui leur sont fournies par les *salines de Dax*, récemment mises en activité sur les bancs de sel gemme dont la contrée des Landes était dotée jusque-là infructueusement.

Après avoir exposé le mode d'administration des eaux et des boues de Dax, en insistant sur leur action physiologique et thérapeutique, ces messieurs ont complété cet exposé de leur œuvre par un résumé des faits cliniques, observés aux thermes pendant le deuxième semestre de l'année 1871. Quoique la notoriété des eaux de Dax, dans leurs applications curatives, remonte à une époque très-ancienne et prenne date même à la domination romaine dans les Gaules, c'est le premier document authentique que nous recueillons sur la valeur médicale des eaux et des boues de cette station; M. Rotureau, en 1859, déplorait l'emploi restreint de ces belles sources thermales et exprimait le vœu qu'une entreprise intelligente fît de Dax une station thermale d'hiver, « où les malades des pays sep- » tentrionaux, souffrant d'affections qui redoutent surtout » le froid et l'humidité, ne manqueraient pas de se porter. » Ces prévisions s'accomplissent; la proximité de Pau et de Biarritz témoigne du climat favorable qu'on est en droit de demander à cette localité, et l'installation des thermes, qui peut réellement passer pour un modèle, replace la station de Dax à un rang supérieur.

La partie clinique du Mémoire se subdivise selon les affections qui se rapportent à l'élément nerveux, celles qui se localisent aux viscères et les affections des systèmes musculaire et articulaire. Des observations, recueillies soigneusement, établissent d'une manière sérieuse et vraiment médicale les effets des eaux et des boues de Dax, appliquées sous une direction expérimentée. Il suffit de considérer le relevé comparatif des résultats constatés pour rendre justice à la sincérité et au savoir des auteurs. Ce résumé récapitulatif, d'ailleurs, constitue une donnée de thérapeutique thermale, rangeant les thermes de Dax à côté de ceux de Néris et de Plombières, en France, de Gastein et de Wildbad, en Allemagne, pour ne prendre que des exemples de premier ordre.

Un deuxième Mémoire de MM. Delmas et Larauza, également adressé à la Société, porte pour titre : *Étude comparative sur les stations de boues minérales françaises et allemandes*. Évidemment la proposition à laquelle nous avons donné suite, et dont le rapport d'une commission spécialement désignée figure dans le volume de nos Annales en voie de publication, a inspiré nos honorables confrères de Dax. Ils ont pensé pouvoir utiliser les éléments qu'ils possédaient et apporter ainsi un argument de plus à l'importance des stations thermales françaises, mises en regard des eaux allemandes, même les plus accréditées.

MM. Delmas et Larauza commencent par discuter ce qu'on doit entendre par *boues minérales*, et ils établissent une différence très-légitime entre l'emploi du limon *confervoïde*, qu'on qualifie à tort de *boues* dans certaines contrées de France et du dehors, et celui du dépôt terreux et salin, utilisé près de diverses sources. Encore, à cet égard doit-on préciser de quel agent thérapeutique les médecins et les malades sont appelés à bénéficier. En Allemagne principalement, l'imagination des créateurs de stations thermales a pris un libre cours. Tantôt on a eu l'idée d'extraire de simples terres argileuses et de les mélanger artificiellement à des eaux minérales froides, pour en faire des *boues* qu'on chauffe ensuite à l'aide de vapeurs, soit naturelles, soit artificielles ; ailleurs, comme à Eilsen, en Prusse, on a adjoint des bains de scories de charbon à l'usage d'une source ferrugineuse bicarbonatée. M. Labat, dans une *Étude sur les eaux et les boues de Franzensbad* (*Annales*, tome XV, p. 282 et suiv.), nous a décrit avec exactitude les diverses opérations successives à l'aide desquelles on transforme, à Franzensbad, une terre marécageuse en matière boueuse, très-réputée pour bains, cataplasmes et fomentations. Notre savant collègue ajoute même que les boues de Franzensbad, fabriquées de toutes pièces pour ainsi dire, représentent le type de celles employées en Bohême, par exemple à Marienbad, à Tœplitz. MM. Delmas et Larauza ont passé en revue ces diverses stations de boues : comme de juste, celles de Barbotan et de Saint-Amand, en France, occupent une large place dans leur travail. Il ressort de cette comparaison que si, en Allemagne, les bains de boues sont beaucoup plus usités que chez nous, leur préparation et leur emploi offrent des conditions beaucoup plus rationnelles dans nos stations françaises qu'à l'étranger.

Les boues minérales forment à Dax des gisements d'une épaisseur et d'une étendue considérables. Le début de leur accumulation par les débordements de l'Adour, rivière à crues très-fréquentes, se perd dans la trace des siècles. Ces limons sont déposés sur les griffons mêmes des sources minérales ; ces dernières, en les traversant, leur abandonnent une partie de leur sédiment et leur communiquent une thermalité notable. Enfin, sous l'influence des rayons solaires, il se développe au sein de l'eau minérale des conferves, et c'est un élément de plus, vrai limon végétal, analogue à celui des bassins de Néris, si bien décrit dans un mémoire de MM. Becquerel et de Laurés (*Annales*, tome I, p. 502), et dont les propriétés présumables s'ajoutent à celles du limon minéral. Le mémoire s'étend sur les bases de cette double et intéressante composition de la boue de Dax, notamment riche en sulfures, sulfites et hyposulfites, acide sulfhydrique, etc. On remarquera que la température de ces boues varie entre 35 et 45 degrés centigrades, selon l'abondance des filets d'eau minérale qui les traversent, tandis qu'à Saint-Amand on est forcé de recourir à des moyens de chauffage artificiel, et qu'à Barbotan la température des boues ne dépasse pas 36 degrés, thermalité qui n'est pas suffisante pour bien des cas pathologiques.

Le mémoire dont il a été parlé antérieurement complète, par des détails d'installation et des observations cliniques, ce qui a trait au profit qu'on doit tirer des boues de Dax, dans la cure des affections chroniques, particulièrement rhumatismales et nerveuses.

La commission a l'honneur de vous proposer :

1° De renvoyer les mémoires de MM. Delmas et Larauza au comité de publication;

2° D'accueillir la candidature de M. Larauza au titre de membre *correspondant national* de la *Société d'hydrologie*.

Ces conclusions sont adoptées.

DAX

SES EAUX — SES BOUES

PREMIER COMPTE RENDU CLINIQUE

DES THERMES DE DAX (LANDES)

POUR LE 2e SEMESTRE DE 1871

Par MM. DELMAS et LARAUZA

Cuique suum.

AVANT-PROPOS

Par des circonstances inexplicables, DAX, la ville autrefois renommée par ses eaux, objet d'un établissement important pendant la domination romaine dans les Gaules, sous le nom d'AQUÆ TARBELLICÆ, avait laissé tomber son antique réputation, et peut-être mérité par sa regrettable incurie l'affligeante description qu'avait faite de cette station le docteur Herpin, dans ses *Études sur les Eaux minérales.*

Le docteur James, reproduisant en 1858 dans son *Guide pratique du médecin et du malade aux Eaux minérales de France et de l'Étranger* la citation empruntée textuellement à cet auteur, faisait suivre cette dure appréciation de commentaires plus durs encore.

Rotureau lui-même, dans son *Traité sur les Eaux mi-*

nérales de l'Europe, volume *France*, art. XI, DAX, jetait en 1859 un blâme sévère contre une insouciante municipalité, laissant inutilement perdre des ressources thermales qui pouvaient faire de Dax une station tout exceptionnelle ; « car, dit-il, les sources abondantes qu'on trouve à Dax » ont des vertus réelles, utilisées seulement aujourd'hui » au profit des habitants de cette localité et des environs, » qui s'y rendent toute l'année et principalement au prin- » temps ».

Et il ajoute : « D'un autre côté, la douceur de la tempé- » rature et les ressources que peut offrir la ville de Dax » permettraient aisément de faire de ce poste UNE STATION » THERMALE D'HIVER *où les malades des pays septentrionaux,* » *souffrant* d'affections qui redoutent surtout le froid et » l'humidité, ne manqueraient pas de se porter. »

Et plus loin encore : « Je dois rappeler ici *la douceur et* » *la sécheresse du climat de cette partie de la France,* » *qui conviennent tant au traitement de la maladie rhu-* » *matismale et qui feront de* DAX, lorsque des améliora- » tions indispensables auront été entreprises par une mu- » nicipalité intelligente et active, *une des stations les plus* » *suivies de notre pays par les malades souffrant depuis* » *longtemps d'accidents rhumatismaux.* »

Ces idées d'avenir entrevu, d'améliorations signalées, vivement réclamées dès 1857 par M. Hector Serres, enfant de la ville de Dax, chimiste et naturaliste distingué du département des Landes, sont aujourd'hui réalisées ; car Dax, l'antique ville des Eaux et des Boues, a été dotée par deux esprits hardis, MM. les docteurs :

L. Larauza, ancien membre du Conseil général de la Gironde, médecin en chef des thermes ;

P. Delmas, inspecteur du service hydrothérapique de l'hôpital Saint-André, à Bordeaux, et médecin directeur de l'établissement hydrothérapique de Longchamps, à Bordeaux ;

D'un établissement balnéo-thérapique modèle, LES THERMES.

Ils s'élèvent gracieux au milieu de cette charmante ville, favorisée d'un climat aussi doux que Pau sa voisine, plus égal qu'à Nice ; et si aujourd'hui M. Rotureau venait, après une visite faite en nos Thermes, à retoucher son bel ouvrage, nul doute pour nous qu'il ne s'empressât d'en faire le même portrait élogieux qu'il a réservé à Néris, cette station identique avec Dax par ses eaux, mais possédant en moins les boues ; à Néris, qu'en 1859 il reconnaissait comme la plus complète, la mieux dirigée et la plus heureusement installée de toutes les stations thermales qui existaient alors en Europe.

CHAPITRE PREMIER

DESCRIPTION GÉNÉRALE DES EAUX ET DES BOUES DE DAX.

Parmi les nombreuses sources thermales qui viennent sourdre presque à chaque pas dans une partie de la ville ou dans ses environs, et parmi lesquelles nous citerons comme les plus importantes la *magnifique Fontaine d'eau chaude*, d'une réputation européenne, celles de Tercis, Preichac, Saubusse, Saint-Pierre, Baignots, du Bastion, Sainte-Marguerite, toutes les sources Adouriennes, etc. ; plusieurs sont exploitées dans divers établissements.

Les *Thermes* ont capté, pour leur usage, les *sources Sainte-Marguerite* et les *sources du Bastion*, les plus importantes de la contrée après la Fontaine chaude. Leurs eaux, recueillies avec un soin minutieux dans de vastes réservoirs voûtés, situés au centre de l'établissement, y répandant partout une chaleur douce et humide qui en fait un *vaste vaporarium* tel que l'avait rêvé l'imagination féconde de Trousseau, viennent toujours, sans être exposées au contact de l'air, pourvoir à toutes les exigences du service.

Édifiés sur un banc de boues de $1^{m},50$ d'épaisseur, les Thermes ont pu facilement pourvoir d'eux-mêmes à tous les besoins des piscines à boues particulières ou communes, se ménager un sûr approvisionnement pour l'avenir, en créant dans deux cours intérieures des bassins de réserve, et, poussant la prévoyance jusqu'à la sûreté, créer, sur des affleurements de sources cédées par la ville un régénérateur constant des boues, pour remplacer celles auxquelles le lavage par l'eau minérale qui les traverse incessamment, aurait fait perdre leur qualité thérapeutique. Ce régénérateur constant, connu dans le pays sous le nom du *Trou des pauvres*, a fondé, il y a des siècles, l'antique réputation des Eaux et Boues de Dax.

Des nombreux matériaux qu'il a recueillis avec le plus grand soin, pour servir à l'histoire qu'il se propose d'ailleurs de publier, DES EAUX, BOUES ET CLIMAT DE LA STATION THERMALE DE DAX, M. Hector Serres a bien voulu nous communiquer le résultat des nombreuses analyses par lui faites sur la source principale des sources du Bastion, destinée à alimenter les Thermes ; en voici la composition :

Température : 59° 8/10 centigrades.

Gaz spontanés.

Oxygène	0,35
Acide carbonique	1,62
Azote	98,03
Total : cent. cubes	100,00

SUBSTANCES FIXES ET GAZEUSES DANS UN KILOGRAMME D'EAU.

Gaz en solution.

Acide carbonique	5,90
Oxygène	3,40
Azote	11,40
Total : cent. cubes	20,70

Substances fixes.

	gr.
Sulfate de chaux	0,35921
— de magnésie	0,16893
— de soude	0,04306
— de potasse	traces
Chlorure de sodium	0,30077
Carbonate de chaux	0,09151
— de magnésie	0,01558
— de fer	traces
— de manganèse	traces
Silicate de chaux	0,04318
Phosphate de chaux	traces
Iode	traces
Brome	traces
Matière organique	traces
	1,02224

Le résultat de cette analyse diffère sensiblement de celui qui a été reproduit jusqu'à ce jour par divers auteurs. Ceux-ci en effet s'appuyant sur l'analyse de la Fontaine chaude, faite en 1809 par Jean Thore et Pierre Meyrac, mais confondant la livre avec le litre, avaient établi à tort l'agrégat minéral des eaux de Dax à $0^{gr},475$ au lieu de $1^{gr},02224$; ils l'avaient donc réduit de moitié par erreur.

On voit donc que la caractéristique des eaux de Dax, dont les *Sources du Bastion* et la *Fontaine chaude* peuvent être considérées comme les types, est la *haute thermalité*. Leur composition chimique, sauf la quantité, est celle des eaux de Bagnères-de-Bigorre, et M. Bazin, dans son *Étude des eaux minérales employées dans le traitement des maladies de la peau*, *comprend les eaux de Dax dans son deuxième groupe*, *celui des eaux à minéralisation commune*, telles que certaines eaux chlorurées ou sulfatées, comme Néris, Wildbad, Bourbon-Lancy, Bains-Contrexéville, Wittel, Évian, Ussat et Louesche.

Les eaux de Dax sont *légèrement alcalines.*

Leur saveur est peu prononcée, leur odeur légèrement fade. Elles sont d'une limpidité remarquable, et cependant elles abandonnent dans les baignoires, les piscines ou les vases les contenant, un dépôt assez prononcé ; elles attaquent les métaux, notamment le fer, avec une très-grande énergie.

Le débit des sources du Bastion s'élève à 500 000 litres par vingt-quatre heures ; il est équivalent à celui de la source des Œufs de la station de Cauterets. A cette source viennent encore se joindre diverses sources secondaires dont le débit est assez considérable, et, si ces immenses ressources devenaient jamais insuffisantes, les Thermes peuvent encore les développer, en faisant à la Fontaine chaude une prise d'eau à débit de 120 000 litres par vingt-quatre heures, qui leur a été concédée par la ville.

Les *Boues minérales de Dax*, composées de *limon minéral* et de *limon végétal*, constituent, dit M. Hector Serres, une espèce particulière assez rare qu'on ne retrouve nulle part en France, si ce n'est dans un village situé à quelques lieues de Dax. D'ailleurs, dans un autre travail, nous établissons, par voie de comparaison entre les diverses boues de France et d'Allemagne, cette spécialité.

Le premier des deux éléments complexes de cette espèce de boues *végéto-minérales* en est aussi le plus considérable ; il provient des débordements limoneux de l'*Adour*.

Le second est formé de la substance même des corps organisés qui naissent, vivent et meurent dans l'eau thermale, les *Conferves.* Nous ne ferons point l'historique du développement de ces dernières, très-bien décrites d'ailleurs par MM. de Laurès, inspecteur des eaux de Néris, et A. Becquerel : Ier volume de la *Société médicale d'hydrologie de Paris*, p. 213. Le mode de formation des conferves dans les eaux hyperthermales de Dax ressemble en tous points à celui qui a été signalé par ces deux auteurs à Néris.

A cette double base principale, il faut ajouter le résultat de l'évaporation spontanée et celui de l'action réductible que lesdits corps organisés (oscillaires) exercent sur les bicarbonates terreux et métalliques dissous dans l'eau.

D'après les analyses de M. Hector Serres, on trouve dans les boues, en outre de *tous les éléments propres à l'eau thermale* et *de la silice* qui forme la *base* desdites boues et qui y prédomine, *de l'alumine*, *de l'acide sulfhydrique*, *des sulfites*, *des hyposulfites*, *des sulfures* et, en proportion considérable par rapport à la quantité contenue dans l'eau même, DU FER et *de la matière organique.* Les boues, en effet, se présentent comme de véritables condenseurs des éléments minéralisateurs des eaux qui les traversent.

La boue est douce, onctueuse au toucher ; elle a un goût styptique, une odeur *sui generis.* Noire dans toute son épaisseur, tant qu'elle est en contact avec l'eau minérale de Dax, devenant légèrement grisâtre à l'air libre, du moins sur une très-petite surface, elle adhère fortement à la peau et aux tissus de lin et de coton, sur lesquels elle fait des taches indélébiles.

Ces propriétés diverses de mucilaginosité, d'adhérence, de coloration et d'odeur tiennent évidemment à la fois à la forte minéralisation et à la partie végétale des boues, détritus de l'*Oscillaria Grateloupii* et de la *Tremella thermalis.*

CHAPITRE II

HISTOIRE DE LA STATION AU POINT DE VUE THÉRAPEUTIQUE.

La station de Dax a donc à sa disposition, pour le traitement des diverses maladies qui s'y présentent, deux agents : ses eaux, ses boues.

Primitivement, les eaux ont été seules employées et longtemps de la façon la plus empirique. Plus tard, les boues ont été suivies et ont vite conquis une réputation que notre premier compte rendu de la clinique des thermes viendra confirmer.

La station est de temps immémorial suivie par les habitants des départements des Landes, des Basses-Pyrénées, et des Pays Basques, Espagnols et Français, qui viennent tous les ans, à des époques déterminées, par masses imposantes faire une saison à Dax ; ils sont presque tous atteints de *rhumatismes articulaires ou musculaires*, plus ou moins chroniques ; d'états divers, conséquences de la maladie rhumatismale ou goutteuse, tels que *contractures*, *déformations articulaires*, *gêne dans les mouvements*, par suite de *lésions de nutrition des muscles*, *des tendons*, *leurs coulisses*, *les synoviales articulaires*.

Ils suivent encore la station pour des désordres de mouvements, consécutifs à un grand traumatisme, les plaies *par armes de guerre*, les *blessures graves*, les *ulcères*, les *lésions syphilitiques* (cutanées ou tenant au système osseux), *certaines maladies de la peau*, les NÉVRALGIES et notamment la SCIATIQUE, les *paralysies* et surtout celles qui tiennent à des congestions de la moelle ou de ses enveloppes, au vice rhumatismal, hystérique ou nervosique.

Ces malades, en général nécessiteux ou capables de toutes les économies, prennent les bains dans divers trous qui se trouvent sur les bords de l'Adour et où viennent sourdre des sources hyperthermales, et c'est chose curieuse que de voir, à certaines heures, ces réservoirs en plein air, notamment celui qui est connu sous le nom de TROU DES PAUVRES, garnis de baigneurs de tous sexes.

Bien que ces malheureux prennent ces bains généraux ou locaux sans s'assujettir à la moindre des précautions, les résultats thérapeutiques qu'ils en obtiennent sont le plus souvent satisfaisants, et, si vous les interrogez sur le degré de confiance qui les a poussés à se soumettre à leur influence, ils vous racontent aussitôt toutes les cures à leur connaissance.

L'histoire de ces merveilleuses guérisons ne saurait trouver place dans notre œuvre ; nous ne la retenons qu'à titre de renseignement.

Les gens les plus aisés de cette catégorie ont fréquenté jusqu'à ce jour des établissements particuliers connus sous des noms divers, Saint-Pierre, Baignots, Sainte-Marguerite, où ils suivaient un traitement dont nous n'entreprendrons pas l'historique, ne voulant aborder que la médication suivie aux Thermes que nous dirigeons et dont nous allons faire la description.

Nous ajouterons, avant d'aborder ce chapitre que, pendant les quatre années que Jean Thore passa à Dax, à la tête du service médical de l'hôpital militaire, durant la guerre avec l'Espagne, il eut à se féliciter de l'action des eaux de Dax, et à cette époque, dit-il, nous avions régulièrement de trois cent cinquante à quatre cents *rhumatisés* ou *affectés de douleurs vagues, suite des intempéries de l'air, des fatigues* ou *des blessures*.

CHAPITRE III

DESCRIPTION DES THERMES.

Les THERMES couvrent une surface de 1400 mètres environ. Édifice de forme rectangulaire, parfaitement isolé de tout voisinage immédiat par une route nationale au sud, des boulevards à l'est, les quais et l'Adour au nord ; ayant devant sa principale façade, à l'est, un très-agréable jardin anglais à la disposition des malades, clôturé par un mur surmonté d'une grille en fer gracieuse ; il se compose :

D'un corps central surélevé et de deux bas côtés, séparés de ce dernier par deux vastes cours. Tout le rez-de-chaussée, les premier, deuxième et troisième étages du pavillon central sont destinés au logement du médecin en chef, des malades pensionnaires, sûrs d'y trouver une installation très-confortable en salons de compagnie, de lecture, salle de billard, table de famille et appartements.

Nous ne retiendrons de la disposition de ces divers étages que l'appropriation qui en a été faite par les fondateurs aux besoins du service médical. Tous les appartements des malades donnent en effet sur une magnifique galerie vitrée large de 2 mètres, faisant tout le tour de l'établissement sur un parcours de 143 mètres et communiquant par deux magnifiques escaliers en pierre à paliers fréquents et très-doux avec les galeries du sous-sol, dont elles reçoivent la chaleur douce et humide développée dans tout l'édifice par les émanations des sources, précieuse ressource, qui, maintenant dans tous les couloirs que doivent parcourir les malades une température uniforme, doit, selon nous, ajouter à l'heureux effet de la cure d'une part, et d'autre part empêcher les accidents, conséquence fréquente de réactions bâtardes ou complétement arrêtées par de brusques transitions de température.

Le *sous-sol* est entièrement consacré à l'installation *balnéo-thérapique*. Toutes les pièces de service, situées sur un même plan, donnent sur une vaste galerie vitrée à forme rectangulaire, large de 2 mètres et d'un parcours total de 143 mètres, faisant tout le tour de l'édifice. Dans cette galerie qui, tout l'hiver, a présenté une moyenne de température de 15 à 18 degrés au *minimum*, les malades peuvent à l'aise ou faire leur réaction ou perdre tranquillement leur chaleur s'ils ont été soumis à l'action sudorifique.

L'organisation balnéo-thérapique comprend :

Les salles de bains à eau minérale ;

Les cabines des piscines à boues ;

La salle des applications locales de boues ;

Les étuves et le bain de caisse ;

Les salles de douches, à sudation, et de massage ;

La salle de humage et d'applications locales de vapeur naturelle d'eau minérale ;

Un bain de siége hydrothérapique ;

Divers appareils de douches ascendantes pour hommes et pour dames ;

Une grande piscine à eau minérale courante ;

De magnifiques déshabilloirs pour hommes et pour dames ;

Enfin un service spécialement affecté aux pauvres et composé de :

Baignoires à eau minérale ;

D'une piscine à eau minérale courante ;

D'une salle de douches descendantes ;

De deux piscines à boues et de diverses salles pour déshabilloirs.

Les *salles de bains à eau minérale* sont toutes étagées sur deux galeries opposées, l'une au nord et l'autre au sud, et affectées, celles du côté sud aux hommes, celles du côté nord aux dames. Toutes étant faites sur le même plan, suivant qu'elles sont à une ou deux baignoires, donner la description de l'une d'elles dans ces deux conditions suffira pour rendre un compte très-exact de l'installation.

Chaque salle de bain a une hauteur de $3^m,50$, une longueur de 4 mètres, une largeur de $1^m,80$; une large fenêtre donne à chacune d'elles toute la clarté, toute la gaieté désirables. La baignoire est de marbre gris, d'une profondeur totale de 56 centimètres, d'une largeur de 60 centimètres, d'une longueur de $1^m,45$; elle est enterrée dans le sous-sol à une profondeur de 30 centimètres ; chaque baignoire est alimentée par deux robinets à pas de vis, l'un à eau minérale chaude, l'autre à eau minérale refroidie, à la disposition des malades. Deux chaises, une glace, des porte-manteaux, un cordon de sonnette et un panneau de bois pour les pieds constituent tout le mobilier de chacune de ces salles ; le parquet du sous-sol est de ciment glacé.

Les salles de bains à deux baignoires ont la même hauteur de cerveau $3^m,50$, une largeur de $2^m,70$, une longueur de 4 mètres, et le mobilier déjà décrit en double.

Le nombre total des salles de bains à eau minérale est de seize pour les deux services hommes et dames, et celui des baignoires de marbre est de vingt.

Toutes les *cabines particulières des piscines à boues* se trouvent sur la principale galerie, *la galerie des sources du Bastion*, six au nord, six au sud, toujours celles du côté du nord affectées à l'usage des dames, celles du côté sud affectées aux hommes. Elles ont comme caractères communs la hauteur du plafond, qui est la même pour toutes, 3m,50 ; elles sont toutes voûtées en ciment et mesurent la même longueur, 3m,95 ; leur largeur varie, suivant qu'elles contiennent, avec la piscine à boues, un appareil de douches ou une baignoire, dont on se sert pour remplir des indications différentes après le bain de boues. Pour être complets, il nous faut donc décrire successivement les six cabines d'un côté, les six autres étant absolument semblables à celles-ci.

Les numéros 1 et 4, exactement pareils, comprennent : 1° la piscine à boues dont la largeur est de 0m,72, la longueur de 1m,50 ; 2° une douche descendante à eau minérale chaude, tempérée ou refroidie. La douche, grâce aux appareils qui peuvent lui être adaptés, peut être donnée sous toutes les formes, en jet, en lame, en pluie.

La largeur des cabines des piscines à boues, est de 1m,55.

Les numéros 2 et 3, dont les proportions et l'aménagement sont les mêmes, comprennent : 1° une piscine à boues, large de 0m,75, longue de 1m,55 ; 2° une baignoire de marbre absolument pareille dans sa forme et ses dispositions à celles dont nous avons déjà donné la description ; la largeur de ces cabines est de 2m,20.

Le numéro 5 renferme : 1° une piscine à boues large de 0m,80, longue de 1m,80 ; 2° une baignoire de marbre *ut supra ;* la largeur de la cabine est de 2m,95.

Le numéro 6 renferme : 1° une piscine à boues, dans les mêmes conditions que le numéro 5 ; 2° deux douches descendantes; une en pluie à eau minérale chaude, tempérée ou refroidie ; 3° une salle d'attente servant à la fois de déshabilloir, de chambre à sudation ou de massage, d'une longueur de 4 mètres, d'une largeur de 1m,75, en laquelle est installée un lit de repos pour les sudations et les massages.

De chaque côté de ces divers services, des chauffoirs à linge occupent deux cabinets affectés au chauffage des peignoirs et serviettes.

Au centre de la *galerie des sources*, et séparées des cabines à boues dont nous venons de parler par les deux escaliers conduisant du rez-de-chaussée au sous-sol, se trouvent les *salles d'étuves, de humage, d'applications locales de boues, de vapeur d'eau minérale naturelle ou forcée, de douches minérales, du bain de caisse à vapeur, térébenthinée ou autre.*

Les étuves à vapeur d'eau minérale naturelle ou forcée, la salle de humage, d'applications locales de vapeur naturelle ou forcée, sont situées sur un grand réservoir voûté à capacité de 500 hectolitres, recevant les eaux captées des sources du Bastion. Elles reçoivent directement la vapeur qui s'en dégage par des ouvertures pratiquées dans l'épaisseur de la voûte.

Les salles d'étuves pour bains de vapeur, turcs ou russes, contiennent le lit quadrillé obligatoire ; deux douches descendantes en jet, en pluie à eau minérale chaude, tempérée ou refroidie, un petit récipient avec éponge baignée d'eau froide à eau courante ; elles arrivent naturellement à une température de 40 à 42 degrés centigrades.

La *salle de humage* contient des bornes de marbre appliquées sur des trous pratiqués à la voûte du réservoir, en recevant la vapeur naturelle qui vient, avant d'être inspirée, passer à travers un récipient où elle peut se charger de diverses émanations balsamiques ou autres. Une *caisse de bois* reçoit la vapeur d'eau minérale pour applications locales.

La salle d'*applications locales de boues* contient : 1° deux lits de marbre gris d'une longueur de 1^{m},80 sur 0^{m},65 de large, toujours chauffés par un courant de vapeur d'eau minérale naturelle, sur lesquels s'étendent les malades auxquels des applications locales de boues à températures variées sont faites à l'aide d'appareils spéciaux ; 2° une douche descendante pour applications locales de douches en jet, en pluie, chaudes, tempérées, refroidies ; 3° deux douches de vapeur forcée.

Dans la *salle de bains de caisse*, on trouve le bain de caisse proprement dit alimenté par un courant de vapeur forcée, que l'on peut rendre à volonté térébenthinée, cinnabrée ou autre, et une douche de vapeur forcée.

Et dans la *salle dite minérale*, en face du bain de caisse, deux douches descendantes, une en jet, l'autre en pluie, à eau minérale chaude ou refroidie.

Dans le *corps central*, séparé en deux parties égales par un couloir qui le traverse, il y a au fond, sur toute sa largeur, une *vaste piscine à eau minérale courante*. Elle a une profondeur de 1^{m},40 pour une longueur de 9 mètres et une largeur de 4^{m},50. Au niveau des déversoirs, deux cordes sont tendues sur tout le pourtour de la piscine pour faciliter aux malades les moins ingambes des déplacements plus faciles, et à la voûte de la salle sont suspendus divers appareils, corde à nœuds, trapèze, anneaux, pour faire exécuter pendant la durée du bain les mouvements que certaines lésions peuvent rendre utiles.

Sur le côté sud du couloir central on trouve :

A. Une *magnifique salle hydrothérapique :* sa largeur est de 5^{m},35 et sa longueur de 5^{m},20. Elle contient :

1° Une piscine à eau minérale refroidie longue de 4 mètres, large de 2m,35, profonde de 1m,20.

2° Sept douches descendantes, dont :

Une douche en lame ; une douche en cercle.

Trois douches en pluie forte, moyenne, fine, dont la moyenne à eau minérale chaude et refroidie. Une douche en cloche. Une douche en jet ; une douche à épingle.

Un appareil pour douche écossaise.

B. Une *salle-déshabilloir pour hommes*, contenant huit cabinets distincts, confortablement installés. Elle mesure 5m,20 de long sur 3m,65 de large, et chaque cabinet a une longueur de 1m,15 sur 1m,20 de large.

C. Une *salle de sudation* pour hommes contenant :

1° Quatre cabinets de 2 mètres de long sur 1m,30 de large. Les lits affectés à ce service, d'une propreté et d'un confortable rares, mesurent 1m,95 de large sur 0m,80 de long.

2° Une douche ascendante pour hommes à eau minérale chaude ou refroidie.

3° Un bain de siége hydrothérapique complet avec douche ascendante en jet et à bouillon, douche périnéale, douche lombaire, bain de siége à épingle, à eau minérale chaude refroidie ou reposée.

Sur le côté nord du couloir spécialement affecté aux dames, on trouve aussi une *salle pour sudations* divisée en quatre cabines d'une longueur de 2 mètres sur 1m,20 de large : quatre lits sont affectés au service comme pour les hommes, et chaque lit mesure 1m,95 de long sur 80 centimètres de large.

Une *salle-déshabilloir* d'une longueur de 4m,85 sur une largeur de 3m,85. Elle contient :

1° Quatre cabines pour dames, ayant chacune 1m,90 de long sur 1m,60 de large.

2° Un appareil spécial pour douches ascendante et vaginale à eau minérale, chaude ou refroidie.

Enfin, pour le SERVICE SPÉCIAL DES INDIGENTS, nous avons :

1° Une grande piscine à boues commune ayant 2m,90 de long sur 2 mètres de large, dans une salle voûtée bien éclairée qui mesure 4m,70 de long sur 4m,50 de large. Une baignoire de ciment, une douche locale.

2° Une piscine à boue commune, plus petite que la précédente, d'une largeur de 1m,95 sur une longueur de 1m,25 dans une salle de 4m,30 de long sur 3m,70 de large, — une baignoire de ciment, — une douche locale.

3° Une salle hydrothérapique ayant deux douches descendantes, en pluie, en jet, à eau minérale chaude ou froide — une baignoire de ciment.

4° Une vaste piscine commune à eau minérale courante d'une longueur de 3 mètres sur 2m,55 de large et 1m,20 de profondeur.

Deux salles-déshabilloirs sont affectées à l'usage des pauvres ; elles mesurent : l'une 4m,30 de long sur 3m,45 de large, et l'autre, 3m,80 de long sur 2 mètres de large.

En RÉSUMÉ, dans les divers services il y a :

Vingt-sept baignoires de marbre.

Trois de ciment.

Deux grandes piscines à eau minérale courante.

Douze piscines à boues particulières.

Deux grandes piscines à boues communes.

Quatorze douches en jet.

Onze douches en pluie.

Deux bains d'étuves à vapeur minérale naturelle ou forcée.

Sept douches de vapeur.

Un bain de caisse à vapeur térébenthinée, deux lits de marbre pour les applications locales de boues.

Six appareils pour les inhalations de vapeur de la source.

Un appareil pour applications locales des vapeurs de la source.

Tous les services sont alimentés par l'eau minérale des sources à température variée. Les eaux à la température initiale 59° 8/10 sont remontées à une hauteur de 13m,50 par une machine à vapeur sise dans le château d'eau, annexe coquet des thermes avec lesquels il communique par un tunnel voûté : elles y sont emmagasinées dans de vastes réservoirs fermés ou ouverts et en redescendent dans des conduites de fonte.

A ces ressources propres, dans un avenir très-prochain, les thermes ajouteront l'emploi des eaux mères qui leur seront fournies par les *salines de Dax*, dont la mise en activité incessante est par nous vivement attendue. Quelques mois encore de patience et nous espérons recueillir sur les résultats thérapeutiques des eaux mères des observations que nous nous empresserons de joindre à notre prochain résumé clinique.

CHAPITRE IV

MODE D'ADMINISTRATION DES EAUX ET DES BOUES ET DE LEUR ACTION PHYSIOLOGIQUE ET THÉRAPEUTIQUE.

Les eaux de Dax sont prises à l'intérieur sous forme de boisson.

A l'extérieur, elles sont employées sous forme de bains, douches de toutes sortes, à l'état de vapeur naturelle ou forcée en bains et douches.

Les boues sont administrées à l'état de bains généraux ou partiels ; des applications locales en sont faites à l'aide d'appareils spéciaux, à des températures nettement définies suivant les effets que l'on veut produire.

Par l'ouverture plus ou moins grande laissée aux conduites des sources pour l'alimentation des boues minérales, nous sommes arrivés à graduer avec une grande régularité la température des boues pour les bains généraux : aussi, dans la série des cabines affectées à ce service, pouvons-nous mettre à la disposition des malades des boues minérales tempérées, chaudes, très-chaudes, et remplir des indications bien diverses au point de vue thérapeutique.

Nous rappelant en outre les bons effets que M. le docteur Le Bret, médecin inspecteur des eaux de Baréges, nous a déclaré obtenir dans l'action des eaux de Baréges administrées surtout en piscine par la buée, nous n'avons pas voulu négliger ce moyen d'agir : aussi avons-nous fait voûter avec soin toutes nos piscines à boues. Des bouches d'aérage nous permettent d'augmenter ou de diminuer à volonté l'intensité de la buée par leur ouverture ou leur occlusion. Le bain de boues pourra donc être administré aux thermes avec buée intense ou modérée, ou sans buée.

De vastes galeries vitrées, à température constante de 15 à 18° centigrades, *alors même que la température extérieure est au-dessous de zéro*, assurent aux malades les réactions les plus faciles et les plus complètes en toute raison : aussi n'avons-nous point encore constaté de ces courbatures ou malaises que, malgré toutes les précautions, on ne peut toujours pas éviter ailleurs.

Action physiologique. — Les eaux thermo-minérales de Dax, prises en bains, sont légèrement excitantes : elles réveillent souvent, en effet, au début d'un traitement, les douleurs internes ou externes disparues depuis longtemps, augmentent quelquefois l'acuité de celles qui existent, à tel point que des malades, inquiets de cette recrudescence, bien qu'elle leur ait été annoncée à l'avance, paraissent hésiter à continuer la médication : elles déterminent aussi parfois une excitation assez vive des fonctions cutanées pour amener la production d'éruptions vésiculeuses généralisées ou localisées à la partie malade, et enfin activent profondément la réparation dans les plaies et les ulcères.

Prises à l'intérieur, elles produisent aussi le même effet, témoin l'habitude généralement prise par les habitants du pays d'aller boire un verre ou deux à la fontaine chaude après des repas très-copieux ou des libations trop abondantes, alors que l'estomac ne peut plus suffisamment réagir.

Les boues sont encore plus excitantes que les eaux minérales. Doivent-elles ce surcroît d'activité à la présence des *oscillariées* dans leur sein, à une action irritative toute de contact ? Doit-on plus tôt l'attribuer au dégagement d'électricité qui doit vraisemblablement résulter des opérations chimiques constamment provoquées dans leur intimité par le passage d'eaux sulfatées mixtes à très-haute thermalité à travers un banc végéto-minéral ? C'est possible, et nous ne serions même pas éloignés d'accepter à cet égard l'opinion de Scoutteten qui, dans un ouvrage récent, pour justifier la puissance et la similitude d'action thérapeutique d'une foule d'eaux minérales, souvent de compositions très-disparates entre elles, ou quelquefois d'une composition chimique absolument insignifiante, du moins en apparence, n'admet que le dégagement d'électricité.

Et enfin ne doit-on accepter pour l'unique cause d'action des eaux et boues de Dax que leur haute thermalité seule ? Mais cette unique propriété serait insuffisante pour expliquer leur puissance thérapeutique, car des eaux douces élevées à une égale température devraient produire des effets semblables à ceux qu'on peut en obtenir. Et cependant on ne peut jamais amener avec ces dernières ce degré d'excitation des fonctions cutanées et cette tonicité particulière qu'on obtient avec les eaux minérales, même les moins minéralisées.

Quoi qu'il en soit des explications diverses avancées, il n'en est pas moins constant que les eaux minérales agissent en vertu d'une vitalité qui leur est propre et produisent des effets appréciables et divers signalés par l'observation directe des faits.

Action thérapeutique. — Les eaux et les boues de Dax répondent à des indications certaines dans le traitement du rhumatisme ou mieux de la *maladie rhumatismale*, des *névralgies* et des *névroses*.

Maladie rhumatismale et goutteuse.

Le rhumatisme externe, simple, musculaire, fibreux, articulaire à l'état subaigu ou chronique, est essentiellement justiciable des eaux et des boues de Dax. A haute thermalité et faiblement minéralisées, elles conviennent surtout dans l'espèce aux sujets pléthoriques et sanguins pour lesquels il y aurait danger à faire usage des eaux sulfureuses, des eaux chlorurées, des chlorurées sulfureuses, prédisposant toutes plus ou moins aux congestions. Quant aux rhumatismes subaigus, on leur oppose avec succès les eaux et boues de Dax, ramenées sans altération aucune à de faibles températures, des bains peu prolongés, enfin un traitement éminemment sédatif.

Et dans le cas de chronicité très-ancienne, des bains d'eau minérale et surtout des bains de boues à très-haute température suivis de douches chaudes, froides ou écossaises, locales ou générales, avec ou sans massage, des bains de vapeur d'eau minérale naturelle ou forcée, des bains de caisse, des applications locales de boues, amènent en général des résultats très-satisfaisants.

Le traitement par les eaux et boues de Dax convient encore beaucoup au *rhumatisme nerveux*, à la condition de diriger avec une extrême modération ces sujets névropathiques, chez lesquels le rhumatisme a de la tendance à revêtir les caractères de mobilité et d'excitabilité propres aux névroses et de ne leur administrer en général les eaux que sous la formule la plus simple, en bains à température moyenne et de faible durée.

Le traitement par les eaux et les boues de Dax ne convient pas aussi bien au *rhumatisme scrofuleux*, se rattachant à une constitution lymphatique exagérée : cependant, convenablement administrées en applications générales et locales, avec des températures élevées et des modes d'administration très-énergiques, elles peuvent, selon nous, rendre de très-grands services. Bientôt d'ailleurs nous pourrons largement combler cette lacune par l'emploi des *eaux mères* qui nous seront fournies par les salines de Dax.

Le *rhumatisant goutteux* se trouvera bien de l'usage des eaux et boues de Dax à moyenne température, si les douleurs sont vives et la constitution névropathique.

Enfin des cas de *rhumatismes noueux* très-heureusement modifiés par l'emploi des eaux et boues de Dax, alors qu'aucun soulagement n'avait été obtenu par l'usage assez longtemps continué de l'hydrothérapie rationnelle, des stations répétées aux eaux sulfureuses, nous permettent de compter sur de très-heureux résultats.

Quant aux conséquences de la maladie rhumatismale, l'*hydarthrose* est parfaitement justiciable des eaux de Dax, mais alors on doit les employer à haute thermalité et y joindre des douches chaudes.

On en obtient encore des résultats avantageux pour le *rétablissement progressif des mouvements articulaires*, dont la gêne reconnaît pour causes des *lésions de tissus*, *épaississement*, *engorgement*, *la présence de concrétions sous-cutanées*, *péri-articulaires*, produites par un rhumatisme et même le rhumatisme goutteux, les *contractures*, les *atrophies musculaires localisées*.

Peu à peu, sous l'influence de la stimulation énergique imprimée aux fonctions de la peau, la résorption des épanchements fibrineux se fait assez régulièrement, les muscles reprennent leur vitalité et le jeu des organes articulaires compromis se rétablit plus ou moins complétement.

En ces cas, on doit employer généralement les eaux et les boues à haute température, mais surtout avoir recours aux douches chaudes et prolongées et aux applications locales de boues chaudes.

La *paralysie rhumatismale* confirmée ou à son début, qu'elle ait frappé les deux membres inférieurs (paraplégie) ou simplement un membre supérieur ou inférieur, est aussi avantageusement modifiée par l'emploi des eaux et boues de Dax. Le traitement externe dans ce cas doit se composer des moyens suivants : bains d'eau minérale et de boues à haute température, douches très-chaudes, douches de vapeur d'eau minérale naturelle ou forcée, douches écossaises, applications locales de boues, auxquelles on joindra un massage méthodique, des applications de ventouses sèches, etc.

Quant au traitement des *manifestations internes* de la maladie rhumatismale, succédant presque toujours à la disparition d'un rhumatisme externe articulaire ou musculaire et se traduisant le plus souvent par de la toux, de la gêne dans la respiration et plus souvent encore par de la *gastralgie*, *entéralgie*, *cystalgie*, etc., il doit être à la fois interne et externe : aux bains et aux douches, il faut ajouter l'usage de l'eau thermo-minérale bue aussi chaude que possible.

Névralgies.

Les névralgies de la face, du tronc ou des membres d'*origine rhumatismale* ou *essentielles*, sont aussi avantageusement modifiées en général par l'emploi des boues et eaux hyperthermales de Dax; mais leur usage à haute température serait nuisible dans les cas de névralgies, retentissement obligé d'un nervosisme exagéré, qu'il soit primitif, ou le résultat lui-même d'une anémie ou d'un empoisonnement spécifique.

La médication doit varier avec ces cas divers : au premier état, *névralgie à origine rhumatismale*, correspond l'emploi des bains d'eau minérale, de boues, de douches minérales chaudes à 40 ou 45 degrés centigrades, de douches de vapeur et de fumigations térébenthinées.

Au deuxième, *névralgies essentielles*, l'emploi des bains-douches à température et à pression modérées pour amener la sédation.

Enfin au troisième, *névralgies consécutives*, l'emploi très-restreint des eaux et boues à température très-modérée, mais surtout l'usage des eaux minérales refroidies en douches simples, ou en douches écossaises, pour produire l'effet tonique.

Ainsi conduites, les eaux et boues de Dax peuvent donner de bons résultats dans cette classe de maladies, à la condition expresse qu'elles ne soient pas elles-mêmes le symptôme d'une maladie organique du nerf lui-même ou de ses enveloppes, ou le résultat d'une compression provoquée sur les troncs ou filets nerveux par des tumeurs situées sur leur trajet ou se développant dans leur entourage.

Névroses.

On applique encore très-avantageusement les eaux de Dax, mais alors refroidies, dans certaines névroses et pour ne pas sortir de notre cadre d'observations, nous citerons comme ayant été très-heureusement modifiées, l'*hystérie* dans ses formes les plus anormales, la *névropathie* simple ou s'accompagnant d'hypochondrie avec ou sans trouble de la sensibilité générale ou locale et de la myotilité.

Dans ces cas, le mode de médication doit généralement se résumer dans l'emploi des bains minéraux et piscines tempérées et de l'eau minérale refroidie sous forme de douches générales et locales, ascendantes ou descendantes, en jet, pluie, lame, etc.

Les eaux et les boues de Dax ont été encore préconisées comme produisant des effets très-avantageux dans le traitement des *désordres du mouvement* se rattachant à des luxations, à des fractures, à des entorses, dans les déformations articulaires, les suites de blessures, de plaies par armes de guerre. Sous l'influence identique en ces cas à celle des eaux de Néris, de leur haute température, les fonctions de la peau sont énergiquement stimulées, dit M. Rotureau, les membres s'assouplissent et les articulations déformées ou malades reprennent de jour en jour leur jeu plus facile et finissent même souvent par perdre complétement leur roideur.

Les auteurs du *Nouveau dictionnaire des eaux minérales* pensent aussi que les bains de boues dans certaines dermatoses avec atonie considérable de la peau, refroidissement, complication de rhumatisme, peuvent fournir un puissant modificateur de la surface cutanée. Les boues agissent nécessairement dans ces conditions en produisant une excitation qui tend à substituer à un état chronique un état subaigu ou aigu.

En RÉSUMÉ, les eaux et les boues de Dax conviennent en raison de leur *hyperthermalité* et de leur *vitalité propre* aux manifestations diverses de la maladie rhumatismale à l'état subaigu ou chronique et aux états morbides qui en sont la conséquence.

Elles conviennent encore dans les névroses et les névralgies rhumatismales ou essentielles.

On en obtient des résultats avantageux pour le rétablissement progressif des mouvements, dont la gêne reconnaît pour causes des lésions de tissus, épaississement, engorgement, les contractures, les atrophies musculaires *localisées*.

On les emploie aussi avec succès dans le traitement des désordres du mouvement se rattachant à des luxations, des fractures, des entorses, dans les déformations articulaires, les suites de blessures, de plaies par armes de guerre.

A l'action spéciale des eaux et boues de Dax, viennent s'ajouter encore les effets produits par les bains de caisse à vapeur térébenthinée ou autre, les fumigations balsamiques, des appareils de humage à vapeur balsamique ou autre, et enfin des appareils électriques à courant continu. Le malade pourra donc suivre aux thermes des médications rationnelles pour des affections qu'à elles seules peut-être les eaux de Dax ne pourraient pas guérir. Le traitement d'ailleurs surveillé et quelquefois appliqué par l'un de nous, n'est abandonné ni à l'arbitraire des gens du service, ni au caprice des malades. Quant à sa durée, elle ne saurait être précisée à l'avance : il ne nous paraît pas possible en effet qu'on assigne une limite toujours la même à ce qu'on appelle une saison thermale, les effets des eaux nous paraissant raisonnablement devoir varier suivant les maladies et les idiosyncrasies des sujets.

Disons en terminant ce chapitre, que les thermes, chauffés en hiver par les émanations mêmes des sources sur lesquelles ils sont bâtis, constituent un *vaste vaporarium humide*, qui pourrait rendre à lui seul de très-grands services aux malades, dont le larynx, les bronches ou les poumons sont compromis ou menacent de se prendre.

CHAPITRE V

CLINIQUE DES THERMES.

A la suite de cet exposé et venant appuyer les idées par nous émises sur la valeur thérapeutique des eaux et boues de Dax, nous allons donner le résumé succinct des faits observés à la clinique des thermes pendant le deuxième semestre de l'année 1871. Nous n'avons pas la prétention de croire qu'à eux seuls ils peuvent suffire pour établir comme irréfutables les appréciations que nous avons consciencieusement avancées, mais comme ils viennent à l'appui de faits connus, d'observations médicales remontant à des siècles et se succédant chaque année, nous avons cru devoir en faire suivre notre modeste travail, et le répétant chaque année, établir ainsi sur des documents authentiques la valeur certaine des eaux et boues de Dax, trop négligées suivant nous : d'autant plus que depuis le commencement de ce siècle il n'a été publié rien de sérieux sur cette station.

Classement des malades.

Nous classerons les faits observés dans l'ordre suivant :

I. Les affections qui se rapportent à l'*élément nerveux*.

II. Celles qui se localisent aux *viscères*.

III. Les affections des systèmes *musculaires* et *articulaires*.

Ces séries ont été subdivisées, à leur tour, en classes distinctes : ainsi, les faits se rattachant à l'élément nerveux se subdivisent en quatre classes qui sont :

1° Les *maladies de l'encéphale et de la moelle.*

2° Les *névroses.*

3° Les *névralgies.*

4° Les *névropathies.*

Celles qui se rattachent aux viscères, comprennent :

1° Les *maladies des organes respiratoires.*

2° Les *maladies des voies génito-urinaires chez l'homme et chez la femme.*

La troisième série comprend les affections des systèmes musculaires et articulaires tenant à la maladie rhumatismale goutteuse.

PREMIÈRE SÉRIE

MALADIES DU SYSTÈME NERVEUX

(25 observations).

PREMIÈRE CLASSE. — Des affections paraissant dépendre d'une lésion des centres nerveux : encéphale et moelle.

(5 observations.)

Le nombre des affections paraissant dépendre d'une lésion des centres nerveux, encéphale et moelle, observés aux thermes, nous semble trop peu considérable pour permettre de faire pour le moment une étude clinique de la valeur des eaux et boues de Dax dans ces affections. Bornons-nous donc dans ce premier compte rendu à donner les titres des observations recueillies.

OBSERVATION I. — M. M..., vingt-quatre ans, fort et sanguin, est adressé le 19 juillet 1871 par M. le docteur Raillard, de Dax.

Ce malade, à hérédité cancéreuse, à antécédents herpétiques (eczéma chronique face palmaire des mains), guéri depuis quelques années, a éprouvé au mois d'août 1870 des phénomènes congestifs prodromiques, suivis une heure après d'une hémorrhagie cérébrale ayant amené une paralysie incomplète de la sensibilité dans tout le côté gauche avec perte de la parole et de l'intelligence. — Traitement employé. Deux saignées générales. — Dérivatifs intestinaux. Révulsifs cutanés. Frictions avec liniments excitants.

État actuel, onze mois après l'accident. — Retour à peu près complet de l'intelligence et de l'usage de la parole. — Paralysie incomplète du mouvement et de la sensibilité dans les membres supérieur et inférieur gauches, plus prononcée au membre pelvien.

Douche minérale à température graduée de 30 à 14° en jet brisé, une minute, sur tout le corps et appliquée la moitié du temps sur le membre inférieur. — Quinze jours de traitement, pas de résultat.

Observation II. — M. M... cinquante-quatre ans, très-fort et sanguin, est adressé le 18 juillet 1871 par M. le docteur Bonnefoy, de Langon.

Antécédents rhumatismaux. — Hémorrhagie cérébrale en janvier 1871, suivie de perte de connaissance, de la parole et de la perte complète de la sensibilité et du mouvement dans tout le côté droit. — État actuel. — Retour très-incomplet de la sensibilité et du mouvement dans les membres atteints. Le malade peut faire quelques pas se soutenant sur une canne. — Œdème considérable du pied droit. Légère déviation de la face.

Bain de boue à température très-modérée alternant avec

bain minéral tempéré le matin. Le soir, douche minérale en jet brisé de 30 à 14°, d'une minute à trente secondes, générale et localisée la moitié du temps sur le côté paralysé. Fumigations à vapeur naturelle d'eau minérale des sources. Quinze jours de traitement.

Disparition complète de l'œdème. Amélioration légère du mouvement.

Observation III. — M. M..., quarante-neuf ans, fort et sanguin, est adressé le 6 août 1871, par M. le professeur Oré.

A eu, il y a quelques mois, une hémorrhagie cérébrale, suivie de perte de connaissance, de l'usage de la parole, de la sensibilité et du mouvement de tout le côté gauche. — État actuel. — Parole revenue complétement. Plus de paralysie de la face. Paralysie incomplète de la sensibilité et du mouvement dans les membres supérieur et inférieur gauches.

Bain de boues à température modérée alternant avec bain minéral à température modérée chaque matin. Le soir, douche minérale en jet brisé de 28 à 14°, d'une minute à trente secondes, générale et principalement localisée sur le côté paralysé. Quinze jours de traitement. Amélioration.

Observation IV. — Mme W... quarante-deux ans, lymphatique, de constitution moyenne, adressée par M. le professeur Denucé, de Bordeaux, le 26 juillet 1871.

Paraplégie réflexe incomplète, d'origine utérine. Cette malade devant revenir incessamment aux thermes, nous écrit-elle, et le traitement suivi l'an passé nous ayant déjà donné un résultat satisfaisant, nous ne publierons cette observation que plus tard, espérant obtenir une guérison complète.

Bain de boue alternant avec bain de caisse à action révulsive le matin. Douche froide généralisée et localisée le long de la colonne vertébrale en jet brisé de 30 à 14°. Une minute et demie à une minute. Trois mois de traitement. Forte amélioration.

OBSERVATION V. — M. D..., soixante-deux ans. Constitution faible. Tempérament nerveux.

M. D..., ancien capitaine de cavalerie, a eu plusieurs blennorrhagies qui lui ont laissé deux rétrécissements du canal. Commotion de la moelle épinière. Paraplégie consécutive. Il y a trois mois, M. D. fit une chute de voiture ; il s'ensuivit une contusion violente dans la région lombaire qui l'obligea à garder l'immobilité la plus absolue au lit pendant deux mois. Diminution assez considérable dans la sensibilité et la myotilité des membres inférieurs. La marche et la station verticale sont presque impossibles. Les intestins et la vessie sont paresseux et l'on est obligé de sonder tous les jours ce malade qui n'urine que par regorgement.

Bains à eau minérale. Bain de boues à température progressivement surélevée le matin.

Le soir, douche en jet brisé généralisée et localisée sur la colonne vertébrale de 30 à 14°. Une minute. Quand le malade est aguerri à l'eau froide, douche écossaise généralisée et localisée sur la colonne vertébrale (jet froid 14°, jet chaud 40°). Durée, trois à cinq minutes, alternant avec application de grosses ventouses sèches appliquées tous les deux jours le long de la colonne vertébrale.

Durée du traitement, vingt et un jours.

Le malade quitte les thermes sensiblement amélioré : il peut se tenir droit, marche sans trop de fatigue pendant quelques minutes, et l'on est rarement depuis huit jours obligé de le sonder.

DEUXIÈME CLASSE. — Des névroses.

(5 observations.)

Les résultats obtenus sont les suivants

Guérison........................... 1
Améliorations...................... 4

Les malades de ce chapitre comprennent : Un cas de chorée, trois cas d'hystérie, un angor pectoris, une névrose innommée.

OBSERVATION VI. — *Chorée ancienne.* — X..., enfant de quatre ans; tempérament lymphatique; constitution faible; adressé par M. le docteur Lavielle, 6 août 1871.

Ce jeune enfant a une chorée générale qui date de trois ans. Tous les appareils musculaires sont en mouvement. L'enfant ne peut se tenir debout ni marcher qu'à la condition d'être soutenu et dirigé. Quand il veut se lancer, il penche sur un côté sa tête vivement inclinée, prend la course et tombe presque aussitôt.

Après deux mois de traitement composé de douche en pluie très-fine, dix secondes, et en jet très-brisé, générale, d'eau minérale refroidie, à 14°, quinze secondes suivies de l'immersion dans la piscine, l'enfant peut se tenir droit et marcher seul.

OBSERVATION VII. — *Névrose hystérique.* — Mme B..., vingt-six ans, tempérament nerveux; constitution affaiblie; adressée par le docteur Raillard le 23 octobre 1871.

Menstruation régulière mais pénible; leucorrhée.

Mme B... a eu à la suite de son deuxième accouchement une métro-péritonite grave, contre laquelle on employa en grand les émissions sanguines. Sa convalescence fut longue et difficile. Elle avait cependant à peu près repris sa santé habituelle, lorsque sous l'influence d'émotions morales vives, de contrariétés constantes de famille, elle fut prise d'accidents nerveux assez graves; ils se présentèrent sous forme de névralgies erratiques et se traduisirent enfin comme dernier retentissement par une gastralgie très-douloureuse; un hoquet persistant quelques heures se produisit immédiatement après l'ingestion de chaque aliment et de légères crises hystériques ne tardèrent pas à se manifester. Il survint une forte diminution dans l'appétit, une très-grande irrégularité dans le sommeil. Partant, un amaigrissement progressif et une perte considérable de forces.

Après avoir essayé longtemps des antispasmodiques de toute sorte, avoir pris sans résultat pendant deux mois des bains de mer, elle se rendit à l'établissement hydrothérapique de Longchamps à Bordeaux, où, après deux mois de traitement, sous l'influence de douches en pluie, en jet et piscine froide à l'eau simple, une séance d'électrisation à courant continu par jour, la malade éprouva une amélioration notable. Le hoquet disparut pendant plusieurs mois. — État actuel. — Teinte jaunâtre de la peau; décoloration des muqueuses et du tégument; maigreur notable; pouls petit, fréquent, quatre-vingts pulsations. L'appétit est à peu près conservé, mais chaque fois que la malade prend quelque aliment, qu'elle ingère d'ailleurs avec une précipitation extrême, immédiatement le hoquet se produit et des douleurs très-vives se font sentir au creux épigastrique qui se gonfle aussitôt. Des contractions énergiques se produisent dans l'estomac qui devient dur comme une pierre et souvent le vomissement s'ensuit. De vives contractions musculaires frappent les membres inférieurs et supérieurs, et enfin gagnent les muscles de la vie végétative et déterminent des efforts de vomissement et des accès de suffocation très-pénibles. La durée de l'attaque varie de trente minutes à plusieurs heures. L'intelligence reste rarement nette pendant la crise. Le plus souvent la malade n'est pas en rapport avec le monde extérieur; elle parle avec des personnes qu'elle n'a pas sous les yeux; elle s'adresse aux membres de sa famille, à ses enfants absents, se livre quelquefois à des évocations ou invocations, et enfin tout se termine par des rires convulsifs ou des pleurs.

A la palpation, on sent à la paroi abdominale du côté gauche une tumeur qui paraît dépendre de l'ovaire : cette tumeur, qui mesure un assez gros volume, est douloureuse spontanément et plus encore à la pression. Rien du côté de l'utérus.

Traitement. — Bain minéral; — douche en pluie à 18°20″; — douche en jet, brisé à 14°, une minute, générale et promenée la moitié du temps entre les épaules et sur les épaules.

Douche à épingle à 14° au creux épigastrique de quinze à vingt secondes.

Une séance d'électrisation par courant induit matin et soir, de quinze minutes, après chaque repas et au début du hoquet sur la paroi épigastrique et les attaches du diaphragme.

Durée du traitement. Trois semaines. — Résultat : — L'état général est beaucoup amélioré; les tissus se sont colorés en rose, les forces se sont sensiblement accrues : le hoquet a disparu, la gastralgie persiste mais avantageusement modifiée.

En somme, trois semaines de traitement par les *eaux minérales refroidies de Dax* ont amené un résultat aussi complet que deux mois de traitement à l'eau froide ordinaire, et le résultat est aussi persistant, puisque le hoquet n'a plus reparu chez la malade dont je viens d'avoir des nouvelles quatre mois après son départ des thermes, et que la gastralgie lui laisse la facilité de manger plus que par le passé sans que les vomissements se manifestent.

OBSERVATION VIII. — Mme D..., quarante ans, constitution forte, tempérament sanguin, adressée par M. le professeur Nélaton, le 16 novembre 1871.

Menstruation régulière mais douloureuse avec phénomènes congestifs utérins.

Madame X., mariée assez jeune, n'a jamais eu d'enfants : fille de mère nerveuse, elle a eu pendant sa jeunesse des accidents nerveux fréquents qu'elle ne peut préciser et à plusieurs reprises des douleurs rhumatismales légères.

Depuis quelques années, Mme X., a été sujette à des attaques d'hystérie fréquentes, contre lesquelles on a épuisé tous les antispasmodiques. Le bromure de potassium a été aussi donné pendant deux mois : il a produit une amélioration assez grande pour que la malade se soit crue guérie un instant; mais les crises sont revenues : Mme X est alors devenue inquiète, triste, a perdu l'appétit, le sommeil, a maigri considérablement. Le bas-ventre est presque toujours douloureux au moment des règles, qui sont généralement suivies de pertes blanches assez abondantes. Nous pensons que la névrose est sous la dépendance d'une congestion chronique utérine exagérée par l'évolution menstruelle, et nous prescrivons :

Le matin, une douche vaginale de 25 à 18°, durée cinq minutes; une douche ascendante, durée cinq minutes, suivie d'une douche générale en jet brisé, une minute ; généralisée et portée la moitié du temps sur les épaules et entre les épaules.

Le soir une douche en jet brisé, *ut supra*, au bout de

quatre jours la température de l'eau minérale était ramenée à 16°. Quinze jours après le malade n'avait plus de crise : ses forces revenaient, et en fin décembre Mme X avait à peu près repris son ancienne vie ordinaire. Malgré notre avis, Mme X voulut alors suspendre son traitement : mais trois semaines après les attaques hystériques avaient reparu et Mme X reprenait aussitôt le traitement qui lui avait si bien réussi.

Observation IX. — Mlle X., vingt-deux ans, de Castres, à constitution forte, tempérament sanguin, adressée aux thermes le 20 août 1871.

Mlle X., vient d'avoir en cette ville une fièvre typhoïde grave dont la convalescence difficile l'a laissée pendant quelques mois en proie à des accidents névralgiques et névrosiques. Elle avait cependant recouvré ses forces et repris son travail de peine, lorsqu'elle fut prise de crises nerveuses dont elle ne saitpas bien préciser la nature, mais qu'on doit présumer d'origine hystérique d'après les renseignements fournis, lorsque tout à coup, sans cause connue, elle ne peut plus parler : malgré les plus grands efforts, l'articulation des sons était devenue impossible.

Soumise à l'usage des bains de boues à très-haute température (chaque matin), durée de cinq à huit minutes, suivi d'une douche en pluie à 18° de vingt secondes, et d'une douche minérale à 18° en jet brisé, générale et localisée la moitié du temps sur les membres pelviens, la malade a recouvré la voix au bout de dix jours, et est partie très-heureuse du résultat obtenu en si peu de temps.

Observation X. — M. E., quarante-sept ans, tempérament lymphatico-sanguin, constitution moyenne, est adressé le 22 octobre 1871, par M. le docteur Meoûle.

Pouls fréquent, petit, régulier (80 pulsations), respiration courte.

A l'auscultation rien du côté de l'appareil respiratoire, ni du cœur, ni des gros vaisseaux ? Aucun signe au moins de saisissable.

Maladies antérieures : migraines fréquentes.

Il y a quatre ans, M. E., qui était sujet très-fréquemment à des migraines et des névralgies de tête intermittentes, cédant au sulfate de quinine, vit tout à coup disparaître ces accidents qui furent remplacés par une douleur présternale, très-vivement ressentie pendant la marche. L'arrêt dans la marche faisait cesser la douleur.

Jusqu'en 1869, le malade eut trois crises de douleur violente en la région du cœur, s'étendant ensuite dans toute la poitrine et le bras gauche et de phénomènes d'étouffements considérables. Les premières ne durèrent que quelques heures et disparurent sous l'influence de l'éther et du sulfate de quinine. La dernière dura vingt-quatre heures, et pendant un mois ensuite il fut impossible au malade de se coucher horizontalement ou de marcher, la position horizontale et la marche amenant l'oppression.

État actuel : Douleur dans la région précardiaque s'irradiant dans le dos, le long des bras et principalement le bras gauche. Cette douleur, légère mais continue, revient périodiquement beaucoup plus forte chaque soir vers dix heures.

L'accès dure de dix à trente minutes : il y a alors de l'agitation, une oppression assez vive. Des râles sibilants et ronflants s'entendent par toute la poitrine ; impossible alors au malade de se tenir couché, sous peine d'étouffement. La marche entraîne de l'oppression ; il n'y a jamais eu de syncope, ni de gonflement des pieds.

L'an passé, le malade a passé vingt et un jours à l'établissement de Longchamps à Bordeaux, où il a pris chaque matin un bain de caisse térébenthiné, suivi d'une douche tempérée en jet. Le soir une douche froide qui ne peut être supportée parce qu'elle provoquait la douleur immédiatement. Le traitement suivi aux thermes est le suivant :

Matin..	Bain de caisse térébenthiné de 34 à 40 degrés, de quinze à vingt minutes de durée alternant avec bains de boues à 38 degrés, durée quinze minutes, suivis de douche en pluie et jet brisé de 26 à 28 degrés, générale.
Soir...	Douche en pluie de 26 à 28 degrés, durée vingt secondes et en jet *ut supra.*

Au bout de dix jours, suppression des bains de boues; le reste de la prescription *ut supra.*

Le malade quitte les thermes au bout de vingt jours de ce traitement.

Les crises s'étaient sensiblement modifiées, et le malade était très-heureux de ce changement avantageux, que le 20 janvier il nous disait encore se maintenir. La douleur, nous disait-il, était légère, ne revenait plus aussi périodiquement et la marche était relativement facile. Le coucher horizontal ne provoque plus l'étouffement.

Nous ferons simplement remarquer combien est important le résultat obtenu en si peu de temps dans une maladie aussi grave et aussi rebelle que celle de M. E. diagnostiquée par M. le professeur Bouillaud sous le titre d'*angor pectoris.*

TROISIÈME CLASSE. — Des névralgies.

(9 observations.)

Les affections de la troisième classe sont celles des névralgies : elles comprennent neuf faits dont trois appartenant au sexe féminin.

Elles ont donné les résultats suivants :

Guérisons	2
Fortes améliorations	4
Amélioration	1

Résultats nuls par insuffisance dans la longueur du traitement, 2.

La moyenne des traitements a été de dix-sept jours.

Nous allons résumer brièvement les observations de ces malades. Les névralgies trifaciales sont au nombre de deux.

OBSERVATION XI. — Mme X., vingt-sept ans, adressée par le docteur Raillard, le 5 novembre 1871.

Agée de vingt-sept ans, fille de mère névralgique, n'ayant jamais eu de rhumatisme; à tempérament lymphatique, de constitution moyenne, Mme X est régulièrement réglée. Elle est pâle, s'essouffle facilement à la marche, a peu de force. Depuis cinq ans, Mme X est atteinte d'une névralgie hémicrânienne et trifaciale du côté droit. Les crises d'abord quotidiennes assez régulièrement, sont devenues permanentes. Elle a pris sans résultat du sulfate de quinine, des pilules antinévralgiques; des vésicatoires ont été appliqués, elle s'est fait arracher plusieurs dents, le tout sans résultat.

État actuel : Douleurs vives et continues dans la fosse temporale, à l'angle interne de l'œil, trou sus-orbitaire otalgie, dans les dents, arcades supérieure et inférieure du côté droit, et dans la moitié du crâne du même côté.

La malade étant anémique, nous prescrivons : douche en pluie très-fine de 30 à 14° ; vingt à quinze secondes.

Douche en jet, de 30 à 18°, promenée sur tout le corps, assez forte. Une minute.

Les douleurs s'exaspèrent pendant quelques jours sous l'influence du traitement; mais bientôt l'amélioration se dessine assez franchement pour que la malade, qui a été obligée de le suspendre pendant ses règles, revienne le reprendre au commencement de décembre pendant quinze jours encore. Elle en retire une très-forte amélioration.

Observation XII. — Mme X., vingt-six ans, adressée par M. le docteur Raillard.

A tempérament lymphatique, de constitution moyenne; à menstruation régulière, mais peu marquée, suivie d'ailleurs de pertes blanches très-abondantes, Mme X offre, comme le sujet de l'observation précédente, une névralgie hémicrânienne et trifaciale alternant avec une gastralgie, seulement elle est beaucoup plus chloro-anémique; battements de cœur violents; essoufflement à la marche; tissus pâles, décolorés, mous; sentiment de lassitude générale; peu d'appétit; léger bruit de souffle aux carotides.

Traitement : Douche vaginale, froide, très-peu de pression, huit minutes, suivie de douche en jet brisé, générale, à 14°. Durée, une minute. (Le matin.)

Le soir, douche en pluie fine à 14°, de vingt secondes, suivie de douche en jet, *ut supra.*

Un mois de traitement : Très-forte amélioration dans l'état général et la névralgie.

Les névralgies sciatiques sont au nombre de cinq.

Observation XIII. — Le premier cas est celui de M. X., entrepreneur de travaux publics, adressé le 19 juillet 1871, par M. le docteur Cuzon, de Toulouse.

M. X., trente-deux ans, à tempérament lymphatique, constitution faible, entrepreneur de travaux publics, a souvent subi les effets de brusques transitions atmosphériques. Il est atteint depuis trois mois d'une névralgie subaiguë à droite : les points douloureux sont le pli fessier, les deux condyles du fémur, le creux poplité et la malléole externe. La douleur s'irradie aussi dans la région crurale. Marche difficile ; très-douloureuse ; agitation générale ; insomnie.

Prescription : huit bains de boues suivis de douches en pluie tiède et deux fois de sudations, quatre bains de caisse térébenthinés, trois bains minéraux prolongés suffisent pour donner une guérison complète.

Observation XIV. — M. X., quarante-sept ans, carrier, adressé par M. le docteur Bonnefoy, 24 août 1871.

Névralgie sciatique subaiguë à droite; les points douloureux sont le rebord inférieur du grand fessier, les deux condyles du fémur et la malléole externe. En outre M. X., est sujet depuis assez longtemps à des douleurs rhumatismales, et, en l'état actuel, il a les deux épaules et les deux genoux pris.

Traitement : Bains de boues à haute température chaque matin suivis d'ablutions tièdes pendant trois minutes. Durée du traitement quinze jours. Guérison.

Observation XV. — M. X., soixante-trois ans, pharmacien, adressé le 24 août 1871.

Tempérament lymphatique, nerveux; constitution moyenne, est atteint depuis trois ans d'une névralgie sciatique à forme chronique avec exacerbations. Les points douloureux : grand trochanter ; pli fessier ; creux poplité ; mollets et tête du péroné ; il existe en même temps une diminution assez considérable dans le volume du membre et un assez grand affaiblissement musculaire. Des masses ganglionnaires engorgées, au pli inguinal, au creux poplité, et des ganglions détachés le long de la partie interne de la cuisse ; claudication prononcée ; le sujet a eu il y a quelques années la syphilis.

Traitement : 30 bains d'eau minérale de 32 à 35° à durée de trois quarts d'heure à demi-heure, ont suffi pour amener une très-forte amélioration ; le malade, très-pusillanime, n'a voulu prendre ni bains de boues, ni douches, — à l'intérieur, iodure de potassium de 50 centigrammes à 1 gramme 50 par jour. L'engorgement des ganglions a complétement disparu.

Observation XVI. — M. X., trente-quatre ans, tempérament lymphatico-sanguin, constitution forte, est adressé par le médecin en chef de l'hôpital de Bayonne, le 5 septembre 1871.

Névralgie sciatique chronique à droite, de nature rhumatismale avec exacerbations légères sous l'influence du froid ou des variations atmosphériques. Un peu d'affaiblissement musculaire. — Il a pris, comme traitement antérieur, deux bains de vapeur à Paris, six bains sulfureux à Bayonne ; un vésicatoire lui a été appliqué à l'émergence, pas de résultat.

Les points douloureux actuellement sont : pli fessier, creux poplité, malléole externe, tête du péroné.

Traitement : Bain de boues chaque matin, de 39 à 42° suivi de douche en jet, puissante, froide, dirigée sur le membre inférieur, et deux douches en pluie générale.

Durée du traitement : Dix jours ; forte amélioration.

Observation XVII. — M. X., soixante-deux ans, ancien capitaine de navire, à tempérament nerveux, à constitution faible, entré le 26 septembre 1871, a eu des rhumatismes et des douleurs névralgiques vives, il y a deux ans. Ces douleurs névralgiques se présentèrent sous forme de crises, notamment dans les bras et la poitrine, et ne duraient que quelques minutes. — Le sulfate de quinine, le valérianate de zinc, des potions calmantes, triomphèrent de cet état. Depuis quelques mois, névralgie sciatique à gauche, succédant à l'immersion dans un bain de santé trop froid. Les points douloureux sont le pli fessier et les deux condyles du fémur; il existe en même temps une gastralgie légère.

Traitement : Bain de boues (chaque matin) de 35 à 40° de vingt à quinze minutes, suivi de douche en jet brisé de 28 à 18° ; à durée de deux à une minute, générale et localisée la moitié du temps sur le membre inférieur.

Le soir, douche en jet, *ut supra.*

Quinze jours de traitement. Résultat : Nul.

Observation XVIII. — M. X., soixante-deux ans, tempérament nerveux, constitution faible, adressé par MM. les docteurs Oré et Négrié.

Ce malade est atteint d'une névralgie lombo-iléo-scrotale chronique. Il a eu à deux reprises différentes, il y a douze ans la première fois, il y a quatre ans pour la deuxième fois, deux attaques graves de rhumatisme articulaire aigu, généralisé, fébrile. Les eaux de Dax tirèrent chaque fois M. X. de ces crises terribles, dit-il. Depuis lors, M. X. a éprouvé de temps en temps des douleurs articulaires et musculaires fugaces, et depuis quelques mois il est atteint d'une névralgie rhumatismale lombo-iléo-scrotale. Les points douloureux sont les lombes, l'apophyse iliaque antérieure et supérieure et le canal inguinal. Il est en outre très-impressionnable, très-sensible au froid, et anémique assez prononcé.

Traitement : Bain de boues à température modérée, 35°, de vingt minutes de durée, chaque matin, suivi de douche en jet brisé, à 30°, générale ; durée deux minutes. Le soir, douche en pluie tiède, fine, générale ; durée deux minutes.

Au bout de quelques jours, huit, la température de la douche a été ramenée à 20°, et à la deuxième douche en jet ainsi administrée, il s'est produit chez M. X. une excitation surprenante, qui a provoqué, entre autres phénomènes bizarres, du priapisme pendant deux nuits consécutives, des pollutions nocturnes et de la cystalgie.

Deux bains tièdes prolongés, une douche en pluie fine, tiède, prolongée pendant deux minutes le soir ; le matin, une douche anale, tiède, en bouillon de huit minutes, une douche périnéale à 32°, très-brisée, de quinze à vingt minutes, suivie de douche générale en pluie fine à 30° pendant deux minutes, ont arrêté ces accidents en trois jours et le traitement ordinaire a pu être repris ; mais nous n'avons plus dépassé 25° en minimum, comme limite ultime de température pour les douches.

Vingt-cinq jours de traitement ont amené une amélioration sensible, qui s'est depuis très-hardiment prononcée.

Observation XIX. — Mme X., de Bayonne, trente-huit ans, tempérament lymphatico-sanguin, constitution forte, adressée par le docteur Adhéma, le 29 novembre 1871.

Névralgie rhumatismale occupant les membres supérieurs, mais surtout le droit. — Les points douloureux principaux sont : creux sus- et sous-claviculaire ; fosse sus-épineuse ; bord spinal de l'omoplate ; saignée du bras ; poignet.

Cette affection remonte à plus de vingt ans. Récidives fréquentes. Cependant en 1851, à la suite d'un traitement hydrothérapique fait à Auteuil pendant quatre mois, elle est restée plusieurs années sans souffrir. Il est vrai que Mme X. ne souffre que l'hiver et que les temps froids, dit-elle, ramènent inévitablement et immédiatement la douleur. Cette maladie très-rebelle, si l'on considère son ancienneté, cède cependant avec une facilité extrême aux bains de vapeur alternés avec des douches écossaises, et souvent cinq à six bains suffisent pour la guérir.

Une prescription conforme. Bain de vapeur le matin ; douche écossaise le soir. Les règles arrivent après le troisième bain de vapeur, en avance de dix jours sur l'époque, et la malade part après un traitement si incomplet, très-améliorée.

—

Comme conséquence d'une névralgie sciatique très-intense nous allons donner une observation curieuse de *contracture musculaire réflexe.* Elle est remarquable à la fois comme fait et surtout comme résultat de guérison obtenue.

Observation XX. — M. B..., cinquante-deux ans, tempérament lymphatique; constitution forte; adressé par M. le docteur Sarraméa, le 28 juin 1871.

En l'hiver 1870, M. B... a été pris d'une névralgie sciatique et iléo-lombaire épouvantable. Rationnellement traitée par la médication ordinaire, elle persista avec la même intensité jusqu'au jour où M. B... se livrant à l'hydrothérapie et n'obtenant rien des bains de vapeur suivis de douches froides, trouva un soulagement considérable dans l'usage de bains de caisse térébenthinés, précédés de douches de vapeur localisées. Le sommeil, l'appétit, lui revinrent alors, mais la douleur excessive qu'il avait ressentie pendant quelques mois lui avait fait contracter une attitude des plus vicieuses. — Le tronc était on ne peut plus déjeté sur le côté gauche ; au-dessus de l'os des iles, le long de la colonne vertébrale à gauche, on constatait une grosseur assez considérable. La colonne vertébrale était douloureuse à la pression. Le malade avait très-peu de force et pouvait à peine faire quelques pas soutenu par sa canne et réclamait aussitôt le repos.

Un mois de traitement pendant lequel M. B... a pris les bains d'eaux et de boues minérales à température progressivement croissante de 34 à 39° le matin ; le soir, des douches générales en jet brisé d'abord chaudes, puis après froides, quelques séances de plongeon et des douches écossaises pendant huit jours. Le malade a éprouvé une très-heureuse modification dans son état. La latéro-flexion avait presque disparu, et M. B... pouvait faire à pied une course de 2 à 3 kilomètres sans accuser trop de fatigue. Cette amélioration s'est, m'a-t-on assuré, transformée depuis en guérison complète, M. B... marchant aujourd'hui comme tout le monde.

Cette observation est remarquable par l'existence d'une contracture musculaire réflexe qui avait entraîné une latéro-flexion de la colonne vertébrale si prononcée, qu'on aurait pu croire un instant à l'existence d'une véritable scoliose.

QUATRIÈME CLASSE. — Des névropathies.

(6 observations.)

Cette classe comprend six observations, dont trois appartenant au sexe féminin.

Ces cas se subdivisent de la façon suivante : trois à forme névralgique qui ont donné le résultat suivant :

Forte amélioration	1
Amélioration	1
Résultat nul par insuffisance de traitement	1

Trois à forme hypochondriaque.

Les trois cas de forme hypochondriaque ont donné :

Améliorations très-fortes	2
Résultat nul par insuffisance dans la longueur du traitement	1

Au total, sur six cas : trois fortes améliorations ; deux améliorations ; deux résultats nuls pour insuffisance dans la longueur du traitement, dont la durée moyenne a été de vingt jours : aussi n'est-il pas surprenant de constater la proportion beaucoup plus grande des améliorations par rapport aux guérisons.

Voici le résumé de toutes les observations de névropathies :

Observation XXI. — M. le marquis de M..., soixante-deux ans, tempérament nerveux, constitution faible, adressé par M. le docteur Chéry.

M. le marquis est atteint depuis plusieurs années d'une névralgie céphalique rhumatismale et de douleurs musculaires erratiques de même nature. D'une nature très-impressionnable, facile à surexciter, sensible aux temps orageux, à appétit bizarre, il a un sommeil très-léger et éprouve un sentiment d'assez grande faiblesse. Il a été déjà plusieurs fois aux boues de Barbotan, et s'en est parfaitement trouvé. Dans l'intervalle des saisons il suit à l'établissement hydrothérapique de Longchamps un traitement composé de bains de caisse térébenthinés à température modérée, de courte durée, suivis de douches en jet très-brisées et attiédies.

Le traitement qu'il a suivi aux thermes a été : bain de boues à température très-modérée de quinze à vingt minutes, suivi de douches en jet brisé générales, de 32 à 25°.

Durée, une minute.

La durée du traitement a été de trois semaines. — Amélioration.

Observation XXII. — Mme T..., trente-deux ans, tempérament nerveux, constitution très-faible, adressée par M. le docteur Baillard, le 22 octobre 1871.

Mme T.., à hérédité herpétique, a eu pendant trois ans des fièvres intermittentes rebelles qui l'ont laissée anémique et gastralgique; elle avait eu en même temps à supporter trois grossesses coup sur coup qui lui donnaient quatre enfants.

Après avoir épuisé tous les traitements contre les fièvres rebelles qui la fatiguaient, Mme T... fut trois années aux eaux de Vals, et finit par s'en débarrasser; mais la gastralgie persista et devint assez forte pour que la malade se décidât à manger aussi peu que possible : l'anémie ne fit qu'augmenter, la maigreur devint considérable, les forces disparurent ou à peu près et le sommeil fut très-léger. Aussi tout mouvement était-il devenu impossible sans provoquer immédiatement des tintements d'oreilles, des éblouissements, des tournements de tête, qui l'obligeaient à se coucher immédiatement : elle éprouva même des syncopes qui durèrent jusqu'à dix minutes.

État actuel. — Teinte jaune bistre de tout le tégument externe. Décoloration des muqueuses. Maigreur très-prononcée. Palpitations très-accusées au cœur, à la moindre impression, au moindre mouvement, grande difficulté à se tenir dans la position verticale sans tournements de tête. Marche très-difficile : ascension d'un escalier impossible; appétit médiocre; douleurs très-vives au creux épigastrique pendant deux heures après l'ingestion des aliments. Caractère excitable. Faiblesse excessive. Impressionnabilité extrême. Profond découragement. Mouvements de syncope assez fréquents. Insomnie continuelle.

A la percussion, à l'auscultation, rien ni du côté des poumons, ni du cœur, ni des carotides.

Menstruation régulière, mais peu abondante et décolorée. Pas de douleur utérine ou péri-utérine. Pas de leucorrhée.

Le traitement a été le suivant :

Le matin : douche en pluie de 30 à 14°, durée, trente à vingt secondes; générale, suivie de douche générale en jet brisé, de 30 à 14°, durée de une minute à trente secondes, et d'une douche à épingle froide sur l'estomac vingt secondes. Le soir : douche en jet et douche à épingle *ut suprà.*

Durée du traitement : un mois. — Très-forte amélioration.

Observation XXIII. — M. D..., soixante-deux ans, sanguin et fort. Ce malade, dont la santé antérieure n'avait jamais rien laissé à désirer, a été pris, au mois de février 1871, d'une très-vive douleur à la région lombaire : cette douleur s'irradiait le long de la crête iliaque; plus tard elle est descendue le long de la fesse, s'est propagée le long de la cuisse en arrière et irradiée dans la jambe et le pied.

Cet état maladif qui fatiguait le malade par la douleur,

changea aussi complétement son caractère. Il devint très-excitable, très-irritable, on ne peut plus sensible au froid : l'appétit diminua; la digestion se fit mal, une céphalalgie assez intense avec troubles de la vue se manifesta et le sommeil se perdit.

C'est dans ces conditions que le malade arriva aux thermes. Il y avait à peine commencé le traitement depuis quatre jours que son esprit se fatigua et qu'il quitta l'établissement sans avoir obtenu, bien entendu, le moindre résultat.

Observation XXIV. — Mlle D..., vingt-cinq ans. Tempérament lymphatico-sanguin, constitution faible, adressée par M. le docteur Bonneau, le 1er septembre 1871.

Mlle D..., à menstruation régulière, n'a jamais eu que quelques fièvres intermittentes. Délicate et nerveuse, elle a constamment voulu travailler aux champs avec tous les siens. Une croissance rapide et le travail forcé joints à une gastralgie la rendirent bientôt anémique. Elle mangea fort peu, devint très-maigre, perdit à peu près ses forces, tomba dans un état d'extrême lassitude et d'insouciance rare. Le caractère devint triste, l'impressionnabilité très-vive : des circonstances légères amenaient des palpitations du cœur extrêmes, des syncopes assez fréquentes. Il y avait perte absolue de sommeil et céphalée constante.

Un mois de traitement composé par : douche en pluie et en jet froid généralisée; douche à épingle sur la paroi épigastrique et l'hypochondre droit et pendant les huit jours précédant les époques. Le bain de siége à épingles amena chez Mlle D... une forte amélioration.

Observation XXV. — M. M..., trente-sept ans, tempérament nerveux, constitution faible, entre aux thermes le 20 septembre 1871.

M. M... a eu pendant toute son enfance des dartres humides et plus tard un eczéma fendillé aux faces palmaires des mains, et pendant dix ans des pertes séminales fréquentes d'abord, mais qui se répètent moins souvent aujourd'hui. Sa mère était très-nerveuse et est morte d'épuisement : enfin son frère a succombé à la phthisie.

En 1859, M. M... a été pris d'une gastralgie grave contre laquelle il employa les ferrugineux, les opiacés, l'acide arsénieux, un régime sévère, l'usage des eaux de Spa, Vichy, Luchon, bains de mer. En même temps qu'il constatait l'inefficacité de tous ces moyens. M. M... perdit son père : il tomba alors dans un état de mélancolie assez grande, s'isola le plus possible du monde, mais il eut encore de nouveaux chagrins de famille et des ennuis d'affaires qui le rendirent plus triste que par le passé. Il devint aussi plus impressionnable, plus faible, éprouva en divers points des douleurs névralgiques, notamment à la tête et au cœur, se crut frappé à mort et n'en devint que plus morose. Sur les conseils du docteur Broca qu'il fut voir à Paris, le malade se décida à commencer à Bellevue un traitement hydrothérapique que l'investissement de Paris l'obligea à délaisser.

Il vient le reprendre à Dax. Son état est à peu près le même. Cependant la douleur gastralgique est moins forte, mais des points névralgiques se montrent en des endroits divers ; le travail intellectuel est impossible, le caractère triste, la faiblesse grande, le sommeil léger.

Après un mois de traitement composé de douche en pluie froide, générale, trente secondes, suivi de douche en jet, générale, froide, une minute (matin et soir), M. M... a ressenti une assez grande amélioration. D'ailleurs, ce malade doit revenir bientôt faire un traitement plus complet, et nous publierons plus tard cette observation.

Observation XXVI. — Mme M..., tempérament lymphatique, très-chétive, entrée le 29 septembre 1871.

Agée de trente-huit ans, à menstruation régulière, mais trop abondante. Mme M... est restée veuve de bonne heure avec ses deux enfants. A la suite de ses accouchements, il lui est resté une affection utérine chronique caractérisée par un engorgement du corps et du col utérin, des granulations légères et une leucorrhée abondante. Il y a des douleurs spontanées à la région lombaire et dans l'abdomen au niveau des ovaires, que la marche réveille et exagère. Pas d'appétit, constipation, tristesse générale, impressionnabilité, irritabilité extrêmes, gastralgie ; mouvements névralgiques divers, état général de faiblesse ressentie, insomnie à peu près complète. La malade ne pouvant supporter l'eau froide sous aucune forme, nous prescrivons :

Le matin, un bain minéral de 32 à 34°, général, de quinze à vingt minutes de durée.

Le soir, une douche en jet brisé de 32 à 30°, générale ; durée, vingt à trente secondes.

Durée du traitement : quinze jours. — Pas de résultat.

DEUXIÈME SÉRIE

DES AFFECTIONS VISCÉRALES

Le chapitre des affections viscérales devrait comprendre les maladies appartenant aux *voies respiratoires*, aux *voies digestives et à leurs annexes*, et aux *voies génito-urinaires*.

Vu l'insuffisance de la clinique des thermes, dans les affections concernant les deux premières catégories, nous nous bornerons à signaler les faits relatifs aux maladies des voies génito-urinaires.

Des affections des voies génito-urinaires.

(5 observations.)

Des cinq faits constituant cette classe, deux appartiennent au sexe féminin. Les résultats sont :

Guérisons	3
Fortes améliorations	2

Observation XXVII. — M. F..., vingt-huit ans, tempérament lymphatique, bonne constitution, a eu dans sa jeunesse des hémorrhoïdes fluentes qui ont été supprimées par opération.

Spermatorrhée datant de cinq ans, spontanée : deux ou trois pertes nocturnes par semaine.

Douches périnéales froides 20°. — Douche en pluie fine sur tout le corps et en jet sur la région lombaire et les plis des aines, trois minutes.

Huit semaines de traitement. Guérison.

Observation XXVIII. — M. C..., trente-six ans, tempérament lymphatique, constitution très-forte, adressé par le docteur Quentin, le 15 septembre 1871.

A la suite d'excitations répétées et de coïts très-fréquents sur une maîtresse, M. C... est devenu dans son intérieur d'une impuissance absolue. Il fume et boit beaucoup.

Après trois mois de traitement composé de :

Douche périnéale, 18 à 14°, dix minutes, suivie de

douche générale en pluie froide, trente secondes, et de douche générale en jet froide, une minute, générale et localisée dans les lombes. M. C... abandonne le traitement, ayant retrouvé, dit-il, la faculté de s'acquitter de ses devoirs. Guérison.

Observation XXIX. — Mme G..., quarante-sept ans, tempérament lymphatico-sanguin, constitution débilitée, adressée par M. le professeur Nonat.

Mme G... a eu trois enfants. Depuis sa dernière grossesse, elle éprouve dans le bas-ventre, notamment à gauche, des douleurs assez vives qui se portent souvent sur les reins. Elle éprouve en même temps, depuis douze ans, des troubles dyspeptiques. Un traitement dirigé par M. le professeur Nonat contre la métrite interne chronique, compliquée d'un engorgement péri-utérin ayant acquis un plus grand développement à gauche qu'à droite, a fait disparaître les troubles dyspeptiques, diminué les douleurs du bas-ventre et des reins ; mais les crises nerveuses reviennent toujours après les règles et me paraissent dues (et ici je ne fais que traduire l'opinion écrite du professeur Nonat) à l'état congestif que le flux menstruel laisse à sa suite dans la membrane interne de l'utérus et dans les tissus qui entourent l'organe.

Traitement : Bain minéral de 27 à 28°, de vingt minutes à une demi-heure de durée, le matin.

Le soir, douche minérale de 25 à 18°, en jet brisé, générale et localisée sur les épaules et entre les épaules. Durée du traitement, quinze jours. L'évolution mensuelle ne donne lieu à aucun accident nerveux, pendant ou après. La malade, heureuse d'une amélioration aussi prompte, est malheureusement rappelée tout à coup dans sa famille.

Observation XXX. — Mme D..., vingt-sept ans, tempérament nervoso-sanguin, constitution moyenne, adressée par M. le docteur Raillard, le 10 octobre 1871.

Congestion utérine chronique datant de cinq ans, époque de son dernier accouchement; léger prolapsus utérin datant de deux ans; troubles dyspeptiques consécutifs; gastralgie intense, vomissements fréquents, diminution notable de l'appétit, amaigrissement, affaiblissement progressif.

Mme D... a suivi il y a deux ans les eaux de Bagnères-de-Bigorre, et l'an passé celles de Cauterets, où elle a pris : douche vaginale tempérée, dix à quinze minutes, à Rieumizet, chaque matin; le soir, un bain à 30°, trois quarts d'heure. La malade se retire plus souffrante de Cauterets.

Traitement suivi aux thermes de Dax :

Douche ascendante et vaginale, attiédie d'abord, puis froide, de dix à cinq minutes de durée suivie de :

Douche générale en jet brisé, de 28 à 16°, de deux à une minute de durée, localisée sur les épaules et entre les deux épaules.

Le soir, une douche en pluie froide de quinze à vingt secondes, suivie d'une douche en jet *ut suprà* et d'une douche à épingle sur la paroi épigastrique, vingt secondes.

Durée du traitement : un mois. — Très-forte amélioration.

Observation XXXI. — M. X., trente ans, tempérament lymphatique, constitution moyenne, antécédents rhumatismaux dans la famille, cystalgie consécutive à un rétrécissement du canal.

M. X. éprouve des douleurs à la région lombaire venant s'irradier dans l'aine, miction très-fréquente, urine chaude, jet difficile et tortueux, peu fort, douloureux, pesanteur au périnée. Le cathétérisme nous mène sur un rétrécissement peu résistant.

La dilatation du canal est faite pendant quelques jours par l'introduction de bougies souples.

Traitement : Douche anale en bouillon à 30°, dix minutes; douche périnéale à 30°, dix minutes, suivie d'une douche générale en jet brisé 30°, deux minutes, localisée la moitié du temps sur le train supérieur.

Le soir, un bain minéral à 32°, prolongé pendant une heure.

Huit jours de traitement. — Guérison.

TROISIÈME SÉRIE

DES AFFECTIONS ARTICULAIRES ET MUSCULAIRES

(18 observations.)

Les affections de cette série sont celles des articulations et des muscles, se rapportant au vice rhumatismal ou goutteux, aux accidents consécutifs de la maladie rhumatismale ou de nature spécifique.

Sur les quarante-cinq cas qui ont été relevés, quatorze appartiennent au sexe féminin.

La durée moyenne des traitements a été de dix-sept jours : durée évidemment trop courte pour arriver à des guérisons complètes, eu égard à la gravité et à la chronicité des cas qui nous ont été soumis.

Les résultats suivants ont été obtenus :

Pour les rhumatismes simples, articulaires et musculaires, partiels et multiples, subaigus et chroniques, accidentels ou constitutionnels :

Guérisons	6
Fortes améliorations	12
Améliorations	5
Résultats nuls pour cause d'insuffisance dans la longueur du traitement	2
	25

Pour les rhumatismes *goutteux*, noueux et *spécifiques*.

Guérison	1
Fortes améliorations	11
Améliorations	4
Résultats nuls	2
	18

Les observations relatives aux accidents consécutifs de la maladie rhumatismale sont au nombre de trois, ayant fourni comme résultats trois améliorations considérables.

PREMIÈRE CLASSE. — Des rhumatismes articulaires et musculaires simples.

(25 observations.)

Les rhumatismes articulaires et musculaires simples, observés à la clinique des thermes, se divisent en partiels et généraux, subaigus, chroniques.

Les rhumatismes *articulaires partiels*, tous à l'état chronique, sont au nombre de quatre.

Les rhumatismes articulaires généralisés, dont un à l'état subaigu et tous les autres à l'état chronique, et souvent ancien, sont au nombre de onze.

Les rhumatismes musculaires partiels au nombre de cinq ;

Les rhumatismes articulaires multiples, au nombre de trois;

Sont tous à l'état chronique.

Nous allons en donner les observations brièvement résumées. Nous les suivrons dans l'ordre suivant :

Rhumatismes articulaires...	Partiels...	Sub-aigus et chroniques.
	Multiples...	Id. Id.
Rhumatismes musculaires..	1° partiels..	Ils sont tous à l'état chronique.
	2° multiples.	

Observation XXXII. — Mme D..., cinquante-deux ans. Tempérament nerveux. Constitution faible, adressée par M. le docteur Dupuy.

Arthrite double sèche, datant de plusieurs années, à forme rhumatismale, occupant les deux genoux. Faiblesse grande dans les deux articulations. Mouvements douloureux. Craquements secs pendant la marche. Sentiment de lassitude générale très-prononcée.

Traitement prescrit : Bain de boues tempérées de vingt à trente minutes, suivi d'un bain laveur (le matin). Applications locales de boues, de tempérées à chaudes, 40 à 30°, quinze minutes, suivies de douches en pluie fine localisées sur les deux genoux de 30 à 40° (quinze, huit et cinq minutes), (le soir). Alternant avec applications locales de vapeurs d'eau minérale naturelle sur les deux genoux, quinze à vingt minutes.

La malade, très-volontaire, suit nos prescriptions d'une façon peu rigoureuse et quitte nos thermes au bout de quinze jours sans avoir obtenu de résultat appréciable.

Observation XXXIII. — M. de B..., soixante ans, sanguin, à constitution moyenne.

Rhumatisme articulaire partiel, chronique, des deux genoux. Douleurs légères.

Prescription : Bain minéral, 34°. Durée, trente à quarante minutes (chaque matin).

Le soir. Douche minérale en jet brisé, attiédie, 25° au début, descendue à 18°, sur tout le corps et les deux genoux, de trois à une minute. Durée du traitement : dix jours. Forte amélioration.

Observation XXXIV. — Mme D..., tempérament sanguin, très-obèse, adressée par M. le docteur Dupuy (août 1871).

Antécédents rhumatismaux. — Arthrite rhumatismale double sèche aux deux genoux. La malade a déjà pris les boues l'an passé, à Dax : elle a laissé à cette station les rhumatismes des épaules, mais les deux genoux sont restés pris.

Prescription : Bain de boues à haute température, suivi de sudations dans les couvertures, vingt à trente minutes, chaque matin. Applications locales de vapeur des sources suivies de douches attiédies, le soir.

Durée du traitement : Quinze jours. Amélioration qui augmente encore pendant tout le mois de septembre, à ce qu'elle nous écrit elle-même à cette époque,

Observation XXXV. — M. le vicomte de V..., trente-six ans, tempérament lymphatique, constitution forte.

Rhumatisme articulaire partiel, chronique, des deux genoux, beaucoup plus prononcé à droite qu'à gauche, datant de sept ans.

Prescription : Bain de boues tempérées et chaudes, de demi-heure à vingt minutes de durée, le matin.

Le soir, douche minérale en jet brisé, de 30 à 18°, générale et localisée la moitié du temps sur les articulations malades.

Durée du traitement : Quinze jours. Très-forte amélioration.

Observation XXXVI. — Mme F..., trente-deux ans, lymphatique, à constitution moyenne; ni hérédité ni antécédents rhumatismaux.

Rhumatisme articulaire multiple chronique, remontant à deux ans ; les petites articulations surtout sont prises, l'élément névralgique est évident dans les douleurs ressenties.

Prescription : Boues tempérées en bain général, à durée de demi-heure (le matin).

Le soir, bain entier à l'eau minérale à 35°. Durée, vingt minutes, suivi d'une vive friction sèche.

Quinze jours de traitement. Forte amélioration.

Observation XXXVII. — Mme L..., soixante-dix ans, tempérament sanguin, constitution forte, hérédité rhumatismale absolue.

Rhumatisme articulaire multiple chronique, datant de onze ans, principalement localisé sur les genoux, les articulations tibio-tarsiennes, et aussi talon et plante des pieds.

Huit jours de traitement par un bain de boues pris chaque matin. Amélioration.

Observation XXXVIII. — M. l'abbé Ch... trente-cinq ans, lymphatique, assez fort, sans hérédité rhumatismale ou herpétique.

Rhumatisme articulaire multiple chronique. Douleurs légères et erratiques dans toutes les articulations.

Prescription : Bain de boues à température modérée et révulsives un peu plus tard, chaque matin.

Douche générale en pluie tiède, deux minutes.

Douche en jet brisé, générale et sur les articulations malades, deux minutes, de 30 à 18°.

Durée du traitement : dix jours. Guérison.

Observation XXXIX. — M. M..., capitaine de navire, quarante-trois ans, sanguin et fort, adressé par M. le docteur Oré, 20 août 1871.

A eu depuis quinze jours des douleurs rhumatismales, musculaires et articulaires, et aujourd'hui il offre un rhumatisme articulaire multiple, chronique, datant de quatre ans, principalement localisé sur les articulations des genoux et des épaules.

Traitement : Bain de boues tempérées, général, demi-heure de durée, chaque matin.

Le soir, douche minérale en jet brisé, à 30°, générale et localisée sur les articulations malades, deux minutes, remplacée au bout de huit jours par l'administration de douche écossaise, cinq à dix minutes.

Durée du traitement : dix-huit jours. Très-forte amélioration.

Observation XL. — M. D..., soixante-six ans, de constitution moyenne, adressé par M. le docteur Bonnefoy, 24 août 1871.

Rhumatisme articulaire multiple, ayant successivement envahi depuis quelques mois les articulations des membres supérieur et inférieur.

Traitement : Bain de piscine à 40°, durée, quinze minutes chaque matin.

Douche en jet brisé à 30°, générale et localisée sur les articulations malades, le soir. Durée, trois minutes.

Durée du traitement : dix-sept jours. Guérison.

Observation XLI. — M. G..., vingt-neuf ans, lymphatique, obèse, adressé par M. le docteur Oré, le 19 octobre 1871.

A eu en 1867-1868 un rhumatisme articulaire et musculaire généralisé, avec accidents de méningite et endocardite.

A suivi les boues de Dax en 1870, et s'en est fort bien trouvé. Rhumatisme articulaire généralisé.

Prescription : Bain de boues à haute température, général, suivi de sudation, le matin, tous les deux jours. Le soir, douche en jet brisé, de 30 à 18°, générale, de deux à une minute.

Durée du traitement : huit jours. Forte amélioration.

Observation XLII. — M. D..., trente-cinq ans, faible de constitution; entré en traitement le 26 septembre 1871.

Rhumatisme articulaire, multiple, chronique, remontant à janvier 1871. Les principales articulations prises sont : celles des épaules, des poignets, et les articulations tibio-tarsiennes.

M. D... n'a voulu prendre qu'un bain de boues tempérées chaque matin, et le soir, un bain général à eau minérale à 34°.

Vingt jours de traitement. Forte amélioration.

Observation XLIII. — M. P..., trente-deux ans, lymphatico-sanguin, très-vigoureux, adressé par M. le docteur Aricoïchia, de Saint-Sébastien.

Rhumatisme articulaire multiple et musculaire, principal siége : articulations tibio-fémorales et tibio-tarsiennes.

Muscles des jambes.

Prescription : bain de boues chaudes, général, quinze minutes, le matin ; suivi de douche en jet brisé, 28 à 18°, durée deux à une minute, générale et localisée la moitié du temps sur les parties douloureuses.

Le soir, douche en jet brisé, de 28 à 30°, durée de deux à une minute, générale.

Durée du traitement : quinze jours. Guérison.

Observation XLIV. — M. M..., soixante-huit ans, sanguin, affaibli, rhumatisme musculaire multiple, à siége plus spécial dans les deux épaules et les genoux, datant de huit ans.

Traitement : bain de boues tempérées, vingt minutes ; douche en jet brisé, attiédies, généralisées, deux minutes.

Durée du traitement : quinze jours. Forte amélioration.

Observation XLV. — M. C..., quarante-neuf ans, lieutenant-colonel de zouaves, hérédité rhumatismale et goutteuse, sanguin, fort. A été pris il y a quatre ans de douleurs rhumatismales dans toutes les articulations, mais qui depuis deux ans se sont localisées dans les articulations de tout le côté gauche, cystite vésicale; deux saisons à Amélie-les-Bains n'ont produit aucun résultat.

Prescription : bain de caisse térébenthiné, de 38 à 40°, durée quinze minutes, alternant avec bain de boues général, à 40°, suivi de douche en jet brisé, froide, sur tout le corps, durée: une minute.

Durée du traitement : cinq semaines. Forte amélioration.

Observation XLVI. — Mlle Cécile C..., lymphatique et faible, adressée par M. le docteur Ch. Levieux, le 21 août 1871.

Rhumatisme articulaire multiple subaigu, à siége principal dans les articulations tibio-tarsiennes, radio-carpiennes et plante des pieds.

Bains de boues tempérées, quinze à vingt-cinq minutes, alternant avec bain à eau minérale 35°, durée : vingt à vingt-cinq minutes ; douche en jet très-brisé, de 30 à 18°, de deux à une minute, générale et localisée la moitié du temps sur les articulations malades.

Durée du traitement : un mois. Forte amélioration.

Observation XLVII. — M. T..., trente et un ans, lymphatique, de constitution faible, adressé par M. le docteur Ferrier, août 1871.

Antécédents rhumatismaux.

Lumbago chronique, datant de cinq ans, survenu sans cause connue.

Traitement : bain de boues à haute température, vingt minutes.

Douche en jet brisé, de 30 à 14°, générale et localisée, de trois à une minute, suivant qu'on abaisse la température de l'eau à chaque séance.

Durée du traitement : quinze jours. Forte amélioration.

Observation XLVIII. — M. L..., soixante ans, lymphatique, faible de constitution, adressé le 19 août 1871, par M. le docteur Cazeauvieilh. Antécédents rhumatismaux multiples.

Douleurs assez vives à l'épaule et au bras gauche, impossibilité de mouvoir le bras tant le bras semble lourd au malade.

Traitement *ut suprà* pendant quinze jours. Guérison.

Observation XLIX. — M. M..., trente ans, lymphatico-sanguin, très-vigoureux, à hérédité et antécédents rhumatismaux, entré le 15 septembre 1871.

Lumbago chronique datant de sept ans, redressement difficile mais douloureux, mouvements du torse et du tronc douloureux.

Traitement : bain d'étuve à vapeur naturelle d'eau minérale à 40°, vingt minutes de durée.

Douche en pluie générale à 18°, une minute; douche en jet brisé, localisée à la région lombaire à 18°, trente secondes.

Le soir, douche écossaise, cinq à dix minutes.

Durée du traitement : huit jours. Forte amélioration.

Observation L. — M. R..., quarante-deux ans, lymphatique et fort, entré en traitement le 3 octobre 1871.

Lumbago chronique, à la suite d'une impression violente de froid, le corps étant en sueur, datant de quatre ans.

Traitement *ut suprà* pendant huit jours. Amélioration.

Observation LI. — Mme V..., quarante et un ans, tempérament lymphatique, constitution faible, entrée en traitement le 4 septembre 1871.

Rhumatisme névralgique des parois abdominales datant de trois mois, succédant à des douleurs erratiques ayant porté tantôt sur les masses musculaires, tantôt sur les surfaces articulaires pendant une période de dix ans.

Traitement : bain de boues tempérées à 36°, durée de vingt à trente minutes.

Douche en pluie fine générale à 30°, deux minutes; douche en jet brisé généralisée à 30°, une minute.

Durée du traitement : huit jours. Pas de résultat.

Observation LII. — M. A..., soixante ans, sanguin et fort, adressé le 16 octobre 1871, par M. le docteur Lacaze.

Rhumatisme de l'épaule droite, grande gêne pour mouvoir le membre et surtout pour l'élever.

Traitement : bain de boues tempérées, vingt à trente minutes.

Douche en jet brisé de 30 à 18°, généralisée et localisée la moitié du temps sur l'épaule, de deux à une minute.

Pendant six jours, bain de caisse térébenthiné de 35 à 37°, durée vingt à 15 minutes, suivi de douche en jet brisé à 18°, généralisée et localisée sur l'épaule, une minute.

Quinze jours de traitement. Très-forte amélioration.

Observation LIII. — M. D..., soixante-dix-sept ans, sanguin et très-fort, Basque habitant Bayonne, ouvre la série des *rhumatismes musculaires multiples chroniques*.

Ce malade a eu un rhumatisme généralisé à l'âge de vingt ans, et souvent depuis lors des attaques de rhumatismes.

Il a depuis plusieurs mois un rhumatisme léger intéressant les muscles pectoraux, intercostaux, et de l'épaule droite et les muscles de la gouttière vertébrale du même côté.

Traitement : bain de boues tempérées, vingt-cinq à trente minutes, alternant avec bain minéral à 35°, durée trente minutes.

Douche en jet brisé, générale et localisée sur la partie malade, la moitié du temps 30°, une minute. Du 29 juin au 10 juillet 1871.

Durée du traitement : douze jours. Guérison.

Observation LIV. — M. P..., quatre-vingts ans, constitution forte, tempérament sanguin, entré en traitement le 4 juillet 1871, antécédents rhumatismaux depuis vingt ans.

Rhumatisme chronique des muscles de la région dorsolombaire, de la jambe et des talons datant de plusieurs mois.

Traitement *ut suprà*, quinze jours de durée. Guérison.

Observation LV. — M. H..., quarante-cinq ans, sanguin, fort, adressé par M. le docteur Lannelongue, le 21 juillet 1871.

Lumbago et douleurs rhumatismales dans toute la masse musculaire, fesses et cuisses, datant de trois mois.

Traitement : bain de boues à 38°, vingt minutes.

Douche en pluie fine, générale à 30°, trois minutes.

Douche en jet brisé, générale et localisée, une minute.

Durée du traitement : quinze jours. Forte amélioration.

OBSERVATION LVI. — Mme L..., quarante-deux ans, tempérament sanguin, très-forte, entrée le 10 août 1871.

Rhumatisme des deux épaules et des intercostaux datant de plusieurs années,

Traitement : bain de boues à 40°, quinze minutes, suivi de sudation.

Douche en pluie fine, générale de 30 à 18° : deux minutes à trente secondes.

Douche en jet brisé de 30 à 18°, deux à une minute, générale et localisée sur points douloureux.

Durée du traitement : quinze jours. Très-forte amélioration.

DEUXIÈME CLASSE. — Des rhumatismes goutteux, noueux, spécifiques.

Leur nombre s'élève à dix-huit, dont trois partiels à l'état subaigu, deux goutteux et un blennorrhagique ;

Et quinze multiples, dont trois à l'état subaigu et onze à l'état chronique.

Nous allons en donner les observations dans l'ordre suivant :

Rhumatismes articulaires, goutteux, noueux, spécifiques, partiels.

Rhumatismes articulaires, goutteux, noueux, spécifiques, multiples.

Les rhumatismes articulaires, goutteux, noueux, spécifiques, partiels, sont tous les trois subaigus.

Observation LVII. — M. P..., trente-cinq ans, lymphatique, de constitution moyenne, adressé par M. le docteur Desmartis, le 10 août 1871. Antécédents rhumatismaux.

M. P... présente un rhumatisme articulaire goutteux limité au petit doigt du pied gauche, gonflement, rougeur, chaleur, douleur assez prononcée, difficulté de supporter la compression de la chaussure, marche très-gênée et douloureuse.

Traitement : bain de boues tempérées, vingt-cinq minutes.

Douche en jet brisé, générale et locale, de 30 à 18°, deux à une minute.

Durée du traitement : dix-huit jours. Guérison.

Observation LVIII. — Mme G..., quarante-deux ans, tempérament nerveux lymphatique, constitution forte, adressée par M. le docteur Meunier, le 30 novembre 1871.

Rhumatisme articulaire du genou droit, subaigu, à origine goutteuse.

Mme G..., à hérédité goutteuse, atteinte de gravelle, a eu plusieurs fois déjà des coliques néphrétiques : ses urines déposent de l'acide urique en quantité notable, douleurs articulaires il y a douze ans dans le genou gauche, il y a deux ans dans les épaules ; depuis un mois et demi, à sa rentrée, douleur violente dans le genou droit, à caractère franchement névralgique. Cette douleur se déplace sans jamais quitter le pourtour de l'articulation, surtout les angles et le sommet de la rotule ; elle est très-limitée, s'exaspère à la pression, beaucoup plus prononcée la nuit que le jour ; légère crépitation due à un peu d'inflammation de la synoviale, soulèvement de celle-ci de chaque côté du tendon rotulien, mais surtout en dedans, marche impossible.

Le traitement, composé à l'extérieur de :

Applications locales de vapeur naturelle d'eau minérale ;

Douches locales de vapeur forcée ;

Applications locales de boues de plus en plus chaudes ;

A l'intérieur, l'usage du café vert en infusion, teinture de colchique à très-petite dose, granules au silicate de soude ;

Durée cinq semaines. Très-forte amélioration, qui s'est encore accrue, nous a écrit la malade ; elle marche aujourd'hui seule et sans canne.

Observation LIX. — M. B..., vingt-deux ans, lymphatique, fort, adressé par M. le docteur Boursier, le 3 octobre 1871.

Rhumatisme articulaire blennorrhagique à état subaigu de l'articulation radio-carpienne gauche.

Ce malade a été pris en évolution blennorrhagique d'une arthrite du poignet très-douloureuse, sous l'influence d'un froid humide il y a un mois et demi ; un traitement, énergique et bien dirigé a calmé les douleurs, mais à son arrivée aux thermes, M. B... tient encore son bras immobilisé sur une planchette et n'ose imprimer à son avant-bras, à sa main ou à ses doigts le moindre mouvement, qui provoque des douleurs vives. L'articulation radio-carpienne gauche est tuméfiée, chaude et douloureuse. Les doigts sont gonflés, chauds et luisants, les mouvements spontanés ou communiqués sont très-limités et douloureux.

Traitement : applications locales de boues tempérées et

chaudes, suivies de douche en pluie locale à 34°, dix minutes.

Douche minérale en pluie locale, 34°, dix minutes, le matin.

Douche de vapeur de 45 à 50°, dix minutes, suivie de douche en pluie locale à 35°, dix minutes le soir.

Quinze jours après l'arrivée, les applications locales de boues sont supprimées, et remplacées par un bain de boues général le matin ; le soir, on continue la douche de vapeur, suivie de douche minérale en pluie locale.

La planchette ayant été supprimée, on ajoute à ces moyens un massage léger.

Durée du traitement : quatre semaines ; tout symptôme de douleur a disparu ; mouvement spontané assez prononcé dans les sens de flexion et extension, plus limité dans les sens de pronation et rotation ; en somme, très-forte amélioration ; le malade nous a écrit qu'elle avait fait depuis de nouveaux progrès.

Les rhumatismes articulaires noueux, goutteux, spécifiques multiples, sont au nombre de quinze.

Observation LX. — M. J. D..., sanguin, fort, entré le 14 juillet 1871.

A hérédité rhumatismale, M. D... a eu sa première attaque de douleurs en 1852, limitée alors au gros orteil du pied droit. Tous les ans depuis lors et successivement furent envahies les petites articulations des doigts des pieds, des cuisses, épaules, coudes, poignets et petits doigts des mains ; en même temps les attaques devinrent plus fréquentes, de trois en trois mois, et durèrent plus longtemps ; aujourd'hui, presque toutes les articulations sont prises, mais notamment celles des petits doigts des pieds et des mains, des deux genoux sont déformées et encombrées de productions tophacées ; elles sont légèrement douloureuses.

Traitement : bain de boues général, tempérées, le matin ; le soir, douche en jet brisé minérale, de 30 à 25°, générale et localisée sur les articulations les plus malades. Durée, cinq à trois minutes.

Durée du traitement : quinze jours. Forte amélioration.

Observation LXI. — Mme L..., cinquante ans, lymphatique, très-forte, adressée par M. le docteur Drillon, le 25 juillet 1871.

Rhumatisme articulaire multiple, goutteux, chronique, datant de neuf ans.

Hérédité rhumatismale et antécédents rhumatismaux. Les crises, datant de neuf ans, ont successivement frappé les petites articulations des pieds, des mains, et notamment les cou-de-pied, les genoux, poignets et épaules du côté gauche ; ces articles sont gonflés, douloureux à la marche, et des claquements secs se font entendre au moindre mouvement spontané ou communiqué ; la marche est difficile et très-pénible.

Traitement : bain de boues tempérées, de vingt-cinq à trente minutes, douche en pluie fine à 30°, durée, deux minutes ; douche en jet brisé, générale et locale, à 32° ; durée, une minute et demie.

Un mois de traitement. Amélioration.

Observation LXII. — M. C..., lymphatique et fort, entré le 18 juillet 1871. Hérédité rhumatismale et goutteuse.

Rhumatisme articulaire goutteux multiple chronique, datant de huit ans, à siége principal dans les deux gros orteils et les deux articulations tibio-tarsiennes.

Traitement : bain de boues général de tempérées à chaudes, de 30 à 20°, ou quinze minutes.

Douche en pluie moyenne de 30 à 18°, de deux minutes à trente secondes.

Douche en jet brisé, générale et locale, de 30 à 18°, de deux à une minute.

Durée du traitement : quinze jours. Forte amélioration.

Observation LXIII. — M. M..., quarante-deux ans, lymphatique, fort, adressé le 15 août 1871 par M. le professeur Bitot.

Rhumatisme articulaire goutteux, multiple, chronique, datant de cinq ans, à siége principal dans les articulations des petits doigts des pieds, les articulations tibio-tarsiennes, tibio-fémorales et les petits doigts des mains.

Le traitement *ut suprà* dure depuis dix-huit jours. Forte amélioration.

Observation LXIV. — Mlle B..., vingt-sept ans, lymphatique, à constitution molle, adressée par M. le professeur Oré, le 20 août 1871.

Rhumatisme articulaire, multiple, goutteux et névralgique occupant principalement les articulations tibio-tarsiennes et radio-carpiennes à gauche.

Traitement *ut suprà* : durée, un mois. Forte amélioration.

Observation LXIV. - M. D..., trente-cinq ans, tempérament lymphatico-sanguin, à constitution moyenne, à vie habituelle sobre et régulière.

Rhumatisme articulaire à forme goutteuse, multiple et chronique, et ancien; état subaigu.

Atteint chaque hiver, depuis l'année 1860, par des douleurs rhumatismales qui occupent principalement les doigts des pieds, les articulations tibio-tarsiennes et les deux genoux. La voûte plantaire est tout à fait effacée. Les articulations scaphoïdiennes antérieure et postérieure et le scaphoïde lui-même sont assez gonflés et douloureux au toucher; il y a un peu de chaleur, et la pression légère ainsi que le mouvement sont douloureux; les articulations tibio-tarsiennes sont aussi prises.

En 1866 et 1867, le malade a suivi les boues de Barbotan, qui ne lui ont produit aucun résultat.

En 1868, 1869, 1870, il vient prendre les boues de Dax, dont il retire de très-heureux effets.

Traitement : bain de vapeur de la source, suivi de la douche en pluie tiède. Soulagement immédiat.

Bain de boues tempérées chaque matin.

Fumigation locale à la source pendant une demi-heure le soir.

Durée du traitement : cinq jours. Malgré notre avis, ce malade se sent assez soulagé pour retourner chez lui.

Observation LXVI. — M. Ch..., cinquante-huit ans, lymphatico-nerveux, faible, adressé par M. le docteur Négrié, août 1871.

Rhumatisme articulaire généralisé à forme goutteuse, état subaigu, affectant principalement les articulations tibio-tarsiennes, les doigts des mains, les poignets, les épaules.

Douleurs assez vives, surtout la nuit, gonflement notable.

Les premiers bains de boues tempérées amènent une sédation notable, mais les douleurs s'exaspèrent au sixième bain. M. Ch... est soumis alors à l'usage des :

Bains de vapeur de la source à 38°, suivis de :

Douche en pluie fine, tiède, trois minutes.

Le quatrième bain ayant amené un soulagement manifeste, M. Ch... reprend ses bains de boues.

Durée du traitement : trois semaines. Amélioration.

Observation LXVII. — M. B..., quarante-deux ans, tempérament nervoso-sanguin, fort, adressé par M. le professeur Oré, le 19 octobre 1871.

Rhumatisme articulaire multiple, à forme goutteuse et névralgique, héréditaire, chronique, datant de six ans.

A les douleurs à l'état subaigu ; elles affectent principalement les articulations des épaules, des poignets, des genoux et tibio-tarsiennes, toutes les petites articulations des mains et des pieds.

Traitement : bain de boues tempérées, quinze à vingt minutes.

Douche en pluie fine de 34 à 30°, trois à deux minutes.

Douche en jet brisé, à pression limitée, de 30 à 18°, générale, durée, de deux à une minute.

Durée du traitement : quatre semaines. Forte amélioration.

Observation LXVIII. — M. C..., quarante ans, lymphatique, constitution forte, antécédents rhumatismaux et herpétiques, hérédité goutteuse.

Rhumatisme articulaire multiple, forme goutteuse, état subaigu, affectant principalement les articulations tibio-fémorales, tibio-tarsiennes, les petits orteils.

Traitement *ut suprà* :

Quinze jours de traitement. Forte amélioration.

Observation LXIX. — Mme G..., cinquante-huit ans, tempérament sanguin, constitution moyenne, adressée par M. le docteur Sarraméa, le 20 juillet 1871.

Mme G... est atteinte de rhumatismes depuis longues

années, et aujourd'hui elle offre un cas type de rhumatisme articulaire, noueux, multiple, chronique.

Toutes les articulations sont prises, tant au membre supérieur qu'au membre inférieur. Elles sont toutes déformées, et la déformation est surtout caractéristique aux doigts des mains et aux mains ; les mains sont déjetées dans le sens de l'adduction, la dernière phalange est en flexion sur la deuxième, et la deuxième en extension forcée sur la troisième. Le mouvement spontané ou communiqué est très-limité et provoque une douleur vive ; les articulations sont d'ailleurs presque immobilisées en entier.

Traitement : bain de boues tempérées et chaudes.

Douche en jet brisé, 30 à 18°, de trois à une minute, générale et locale.

Fumigations à la vapeur de la source, trente minutes.

Durée du traitement : quatre semaines. Amélioration.

Le mouvement est, en effet, en partie revenu dans les articulations du coude, les poignets, les petits doigts des mains, surtout du côté droit.

Observation LXX. — Mme de S..., quarante-huit ans, d'un lymphatisme exagéré, à constitution faible, adressée par M. le docteur Fleurnoy, le 20 juillet 1871.

Rhumatisme articulaire, noueux, multiple, à l'état chronique.

Au mois d'octobre 1870, première apparition de douleurs vives aux articulations des doigts des mains, puis successivement ont été envahies toutes les articulations grandes et petites. La malade a dû rester cinq mois au lit; au mois de mai, elle a suivi un traitement hydrothérapique à Longchamps qui l'a soulagée beaucoup, mais elle souffre encore des articulations tibio-fémorales et tibio-tarsiennes, gonflées et douloureuses, des plantes des pieds et des talons, des petites articulations des doigts, et enfin, mais moins, des poignets, coudes et épaules. Les mains sont dans l'adduction forcée et les doigts présentent les déformations indiquées en l'observation précédente.

Traitement *ut suprà.*

Durée du traitement : trois semaines. Très-forte amélioration, à ce point que M. de S... son mari, qui en quittant les thermes avait voulu conduire Mme de S... à Bagnères-de-Bigorre, m'en écrivait qu'il avait toutes les peines du monde à l'empêcher de se livrer à l'ascension des hautes montagnes du Bigorre, qu'elle avait d'ailleurs faites en partie, alors que, à sa rentrée en l'établissement, elle n'avait pas encore pu depuis octobre supporter une chaussure aux pieds.

Observation LXXI. — Mlle M..., trente-quatre ans, lymphatique, constitution moyenne, adressée par M. le docteur Zickler, de Thionville, le 5 septembre 1871.

Rhumatisme articulaire noueux, multiple, datant de huit ans.

Début il y a huit ans par les petites articulations des pieds ; plus tard ont été successivement envahis, les genoux, les hanches, les reins, les mains, les poignets, les coudes, les épaules, le cou.

Les articulations les plus atteintes aujourd'hui sont les articulations tibio-tarsiennes et tibio-fémorales. Les mains sont dans l'adduction forcée, mais les doigts n'offrent pas encore la déformation plus haut signalée; la marche est très-difficile, traînante et douloureuse.

Traitement *ut suprà.*

Durée du traitement : un mois. Forte amélioration.

Observation LXXII. — Mlle P..., quarante-neuf ans,

lymphatique, constitution moyenne, adressée par M. le docteur Desmartis, le 4 octobre 1871.

Rhumatisme articulaire noueux, datant de dix ans, affectant toutes les articulations des membres supérieurs et inférieurs, sauf celles des cuisses, et principalement celles des doigts des pieds, des mains et des genoux et d'une façon beaucoup plus intense à droite qu'à gauche. La main est dans l'adduction forcée; mais les doigts sur la face desquels on constate, aux pourtours articulaires, de petites nodosités assez douloureuses, n'ont pas encore pris l'attitude caractéristique; névralgie hémicrânienne concomitante.

Traitement *ut suprà*, sauf que la douche est toujours laissée à la température de 32°.

Durée du traitement : cinq semaines. Très-forte amélioration, à la fois dans l'état rhumatismal et dans l'état névralgique.

Observation LXXIII. — M. de C..., trente-trois ans, lymphatique, à constitution moyenne, entré le 12 septembre 1871.

Rhumatisme articulaire, multiple, chronique, blennorrhagique.

Hérédité goutteuse.

Le début de ce rhumatisme remonte à trois ans; à cause accidentelle, il nous paraît aujourd'hui entretenu par l'existence d'une blennorrhagie ancienne. La persistance de la maladie rhumatismale, malgré les moyens employés jusqu'à cette heure (deux saisons à Amélie-les-Bains, deux hivers à Nice, deux traitements par les bains sulfureux artificiels, des applications de teinture d'iode, des bains de vapeur), ne peut en effet que nous confirmer dans cette opinion.

Quinze jours de traitement composé de :

Bain de boues chaudes ;
Douche en jet brisé 32°, durée, deux minutes, générale ;
Fumigations à la vapeur de la source ;
Immobilité relative ;
Ne nous donnent aucun résultat.

Observation LXXIV. — M. D..., quarante ans, sanguin, fort, adressé par M. le docteur Levieux, le 12 septembre 1871.

Rhumatisme articulaire goutteux multiple à l'état subaigu, affectant principalement les mains, les poignets et les coudes, les gros orteils et les articulations tibio-tarsiennes, gonflement assez prononcé, douleurs assez vives, spontanées, et surtout provoquées par le moindre mouvement.

Les premières douleurs rhumatismales éprouvées par M. D... remontent à dix-neuf ans ; il les a acquises par des séjours prolongés dans des lieux bas et humides.

Traitement : bain de vapeur de la source suivi de la douche en pluie tiède, et sudation au maillot.

Au troisième bain une légère recrudescence se manifeste et le malade inquiet s'empresse de regagner Bordeaux.

Durée du traitement : trois jours. Résultat nul.

TROISIÈME CLASSE. — Des accidents consécutifs de la maladie rhumatismale.

(3 observations.)

Les accidents consécutifs de la maladie rhumatismale consistent en trois cas de *paralysies des membres* survenues chez des rhumatisants. Voici le résumé de leurs observations.

OBSERVATION LXXV. — M. R..., quarante-huit ans, lymphatique, constitution moyenne, de Paris, entré le 15 juillet 1871.

M. R... a eu diverses attaques de rhumatismes ; obligé pendant toute la durée du siége de Paris à faire le service de la garde nationale, il a vu ses douleurs rhumatismales se réveiller dans tout le côté gauche à la suite des nuits humides qu'il a dû passer sur les bastions. Puis peu à peu la jambe et le bras de ce côté se sont engourdis et ont diminué de volume. La sensibilité y était assez bien conservée, mais la force se perdait de jour en jour.

A son arrivée à Dax, le malade offre à constater une légère atrophie musculaire dans les membres supérieur et inférieur à gauche. La sensibilité en est légèrement diminuée, la force plus encore : la compression par la main gauche est en effet beaucoup moins prononcée que par la main droite, et le malade en marche traîne légèrement sa jambe.

Traitement : bain de boues chaudes;

Douche en jet générale de 30 à 18°, de deux à une minute. La douche est donnée assez vigoureusement sur le côté hémiplégié.

Il est bien entendu qu'il n'y a jamais eu la moindre déviation des traits de la face chez ce malade.

Durée du traitement : trois semaines. Forte amélioration.

OBSERVATION LXXVI. — M. D..., trente-deux ans, nerveux et faible, adressé par M. le docteur Fleurnoy, le 15 août 1871.

M. D... a eu plusieurs fois des douleurs rhumatismales assez vives articulaires et musculaires. Il y a deux ans, au mois de février dans un voyage qu'il fit en Angleterre,

Écosse, Irlande, où il restait quelquefois jusqu'à huit heures en voitures découvertes par des temps froids et humides, il arriva un soir tout transi dans ses appartements après une course très-pénible. Il ressentit tout à coup dans la nuit une douleur excessivement vive dans la jambe droite, il voulut aussitôt se mettre sur son séant, mais il fut tout surpris de ne pouvoir se servir ni de son bras, ni de sa jambe droite; leur sensibilité était à peine émoussée, mais le mouvement était complétement perdu.

Pas la moindre déviation des traits de la face, intelligence complétement conservée.

Il fut soumis en Angleterre à l'usage des bains turcs, des bains électriques, de douches hydrothérapiques, du massage, dont il ne retira aucun bénéfice. Pendant un mois et demi à Bordeaux, il y a deux ans, il fut soumis à l'électrisation, chaque séance durait dix minutes ; l'an passé, il subit encore vingt-cinq séances d'électrisation par courant induit.

Il recouvre alors en partie l'usage de ses membres.

État actuel : bras droit, sensibilité complète, mouvement aussi. Force musculaire identique avec celle du membre du côté opposé.

Membre inférieur droit, sensibilité complète, mouvement limité, force musculaire fortement diminuée, amaigrissement notable du membre ; marche possible, mais traînante, difficile et mal supportée ; pas la moindre déviation des traits de la face.

Traitement : bain de boues général, chaudes.

Douche en jet assez puissant, de 30 à 14°, de trois à une minute, générale et localisée.

Trois semaines de traitement : forte amélioration qui a encore augmenté depuis, car le malade nous écrit avoir pu se tenir debout sur cette jambe seule, marcher sans canne, sans trop de fatigue, et sa jambe a, dit-il, repris son volume normal.

OBSERVATION LXXVII. — M. C..., quarante-neuf ans, sanguin, fort, à hérédité rhumatismale et goutteuse.

A eu depuis quatre ans des rhumatismes articulaires et musculaires multiples qui, depuis deux ans, se sont localisés sur les articulations et les muscles des membres supérieur et inférieur à gauche,

Amaigrissement notable de ces membres ; diminution de la sensibilité ; gêne assez considérable dans les mouvements ; difficulté sensible pour élever le bras ; marche traînante, difficile, pénible.

Cinq semaines de traitement par :

Bain de boues à température révulsive alternés avec bains de caisse térébenthinés révulsifs.

Douche en jet assez fort, de 30 à 14°, générale et localisée, a amené une forte amélioration, au point de vue de la paralysie rhumatismale et de la cystite rhumatismale.

CHAPITRE VI

RÉSUMÉ DU MOUVEMENT CLINIQUE.

Notre clinique est donc constituée pour le deuxième semestre 1871 par soixante-quinze observations. Nous aurions pu en grossir beaucoup le nombre, en y ajoutant celles des nombreux malades qui sont venus en nos thermes prendre les eaux ou les boues, sur les conseils de leurs médecins ou de leur propre initiative, celles des pauvres de la ville et des malades de l'hôpital qui y ont suivi un traitement dans la partie de l'établissement que nous leur avons exclusivement affectée ; mais nous avons mieux aimé ne soumettre à l'appréciation médicale que celles que nous avons prises nous-mêmes avec tout le soin désirable chez des malades dont nous avons eu à diriger personnellement le traitement. Ces soixante-quinze observations par nous relevées se décomposent de la façon suivante :

Affections paraissant dépendre d'une lésion des centres nerveux	5
Névroses	5
Névralgies	9
Névropathies	6
Affections des voies génito-urinaires	5
Affections articulaires et musculaires	45
	75

Lesquelles ont fourni les résultats suivants :

Guérisons	12
Fortes améliorations	36
Améliorations	17
Résultats nuls pour cause d'insuffisance dans la longueur du traitement	10
	75

Nous classons comme résultats nuls et non comme insuccès les malades qui, n'ayant pas suivi la station huit jours pleins et n'en ayant pas obtenu de résultat, ne pouvaient raisonnablement pas espérer tirer le moindre profit de cette ébauche de traitement, et très-probablement un grand nombre des malades, que nous avons classés dans les fortes améliorations, ont dû arriver à guérison complète dans les premiers mois qui ont suivi le traitement, comme cela arrive toujours en pareil cas.

FIN.

PARIS. — IMPRIMERIE DE E. MARTINET, RUE MIGNON, 2.

www.ingramcontent.com/pod-product-compliance
Ingram Content Group UK Ltd.
Pitfield, Milton Keynes, MK11 3LW, UK
UKHW051022210726
13857UKWH00007B/1200